# DU
# CHOLÉRA-MORBUS
## ÉPIDÉMIQUE.

A. PIHAN DE LA FOREST,
IMPRIMEUR DE LA COUR DE CASSATION,
rue des Noyers, n° 37.

# DESCRIPTION

## DU

# CHOLÉRA - MORBUS

QUI A RÉGNÉ ÉPIDÉMIQUEMENT

## DANS LES COMMUNES DE CHARENTON

ET

## DE CHARENTON-SAINT-MAURICE

EN 1832,

## ET RÉFLEXIONS SUR CETTE MALADIE.

**PAR L. J. RAMON,**

DOCTEUR EN MÉDECINE.

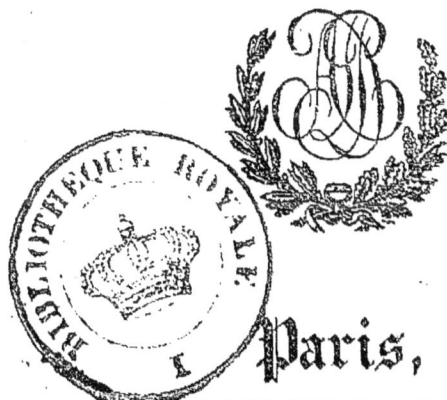

**Paris,**

A. PIHAN DE LA FOREST,

IMPRIMEUR DE LA COUR DE CASSATION,

RUE DES NOYERS, N° 37.

**1833.**

# AVANT-PROPOS.

Je n'ai point la prétention de donner une monographie complète du choléra-morbus épidémique; j'ai observé des faits, je les ai rattachés à quelques circonstances de temps et de lieux, j'en ai tiré des inductions ; je livre le tout comme matériaux qui pourraient, peut-être, devenir de quelque utilité dans le cas où l'on ferait une histoire générale de l'épidémie de 1832.

Bien que le choléra-morbus confirmé se soit généralement présenté partout avec un

appareil de symptômes qui n'appartiennent
qu'à lui, et qui font qu'on ne saurait le con-
fondre avec aucune autre maladie, on ne
peut cependant nier qu'il soit survenu sous
des influences locales, sociales et individuelles extrêmement variées; qu'il ait présenté dans sa marche, dans ses résultats
comme cause de mort, et dans ses suites,
lorsqu'il ne s'est point terminé d'une manière
funeste, des différences telles qu'aux symptômes diagnostiques près, l'épidémie d'un pays
différait, sous des rapports importans, de
celle d'un autre. Les descriptions particulières
présentent donc ceci d'avantageux pour une
histoire générale, qu'elles mettent en garde
contre des propositions qui, bien qu'établies
sur des faits, se trouveraient renversées par
des faits contradictoires; ce qui ne manque-
rait pas d'arriver si on se croyait suffisamment autorisé à tirer des inductions, parce
qu'on a été à même d'observer sur un plus
grand nombre d'individus, il est vrai, mais

sur des individus plus ou moins soumis à certaines conditions, lesquelles, étant les mêmes,
doivent nécessairement imprimer un cachet
particulier à une maladie régnante.

Quelques mois de sécurité avaient pu nous
faire perdre de vue ce qui avait eu lieu chez
nos voisins, et nous faire espérer que nous se-
rions plus heureux qu'eux; cependant depuis
plusieurs jours de nouveaux cas de choléra
se sont présentés. On en avait, dit-on, observé de loin en loin depuis la cessation de
l'épidémie; mais maintenant ils sont assez fréquens pour qu'il soit au moins raisonnable
de se tenir sur ses gardes, et d'accorder quelques instans de réflexion à un mal qui, espé-
rons-le, s'arrêtera et bornera ses ravages.
Considérée d'ailleurs sous le rapport de la
science, la maladie dite *choléra-morbus asia-
tique* ne méritera pas moins de fixer l'attention que sous le rapport de l'histoire, bien
que nous soyons déjà à quelque temps de l'é-

poque où elle portait partout le deuil et la terreur, elle laisse encore tant de choses indécises, tant de désappointemens pour la médecine proprement dite et pour les sciences qui s'y rattachent, que tant qu'elle ne cessera pas de se présenter à l'esprit des savans comme un souvenir fâcheux, et qu'on ne saura rien de satisfaisant sur sa nature, sur son siége et surtout sur les moyens à l'aide desquels on peut la combattre, il serait plus que ridicule de s'arrêter pour en parler à une question d'opportunité; jusque là il sera toujours temps d'apporter son tribut d'observations, de même qu'il sera toujours louable de faire connaître les idées qu'elles ont pu vous suggérer.

Les faits qui font la base de ce mémoire ayant été en grande partie observés dans le canton de Charenton, j'ai dû les faire précéder d'un aperçu topographique et statistique de ce canton. J'avais d'abord cru pouvoir supprimer cette partie de mon travail qui , je le conçois, ne doit offrir que peu d'intérêt. Considérant cependant qu'elle a un rapport immédiat avec l'étiologie , j'ai cru devoir la conserver. Autant que possible, et pour ne point tomber dans des répétitions fastidieuses, j'ai restreint le nombre des observations particulières , me bornant à ce qui m'a paru suffire pour établir les degrés que j'ai cru reconnaître dans la maladie. Viennent ensuite les idées que j'ai cru devoir adopter, et celles qui peuvent m'être particulières, ou tout au moins que je crois telles, sur la maladie considérée d'une manière générale : ces idées, je les soumets de bonne foi à l'appréciation de ceux qui voudront bien me lire. Si je me suis trompé , si elles ne peuvent conduire à aucun résultat pratique , si enfin on juge que je me suis laissé aller à de chimériques et ridicules hypothèses, au moins me restera-t-il la satisfaction d'avoir fait céder une timidité qui , tout bien consi-

déré, n'est souvent autre chose qu'un amour-
propre déguisé, au désir d'être utile, et de
m'acquitter de ce que je regardais comme une
dette.

# CHOLÉRA-MORBUS.

## §er I. APERÇU TOPOGRAPHIQUE.

### Communes de Charenton et de Charenton-Saint-Maurice.

La commune de Charenton se compose de trois parties bien distinctes : 1° les Carrières ; 2° le hameau de Conflans ; 3° Charenton-le-Pont.

La partie désignée sous le nom des Carrières, située sur la rive droite du confluent de la Seine et de la Marne, consiste principalement en une rue se dirigeant de l'est à l'ouest. Les maisons du côté du sud ont presque toutes leur rez-de-chaussée au-dessous du niveau du pavé ; cette fâcheuse disposition va en augmentant à mesure que de l'extrémité

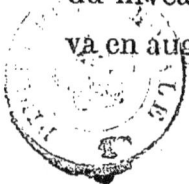

est du village on se dirige vers le point opposé. Ce côté de rue est coupé de distance
en distance par des ruelles dont la pente, dirigée du côté de la rivière, conduit les eaux
soit directement dans cette dernière, soit dans
des puisards. Les maisons du côté du nord
sont bâties au pied d'une colline sur le plateau de laquelle est la route royale de Paris
au pont de Charenton : ces maisons, de même
que celles du côté opposé, élevées de plusieurs
étages, sont encore plus malsaines que celles-
ci, et plus exposées à l'influence de l'humidité; leur rez-de-chaussée et leur premier
étage au moins sont comme enterrés. Le pavé
de la rue mal entretenu présente à chaque
pas des défoncemens dans lesquels stagnent
des eaux pluviales et des eaux ménagères
éminemment savonneuses. Les ruelles, encore
plus mal entretenues que la rue, sont encom-
brées d'immondices qui arrêtent l'écoule-
ment des eaux, et les puisards qui devraient
recevoir ces dernières sont, pour la plupart,
mal construits et en mauvais état.

La population des Carrières est de 917 individus, dont 441 hommes et 476 femmes.

A ces causes générales d'insalubrité, il faut
encore ajouter une grande malpropreté inté-
rieure dans la plupart des habitations et l'exercice des professions auxquelles se livrent les
habitans. La plupart des hommes travaillent
habituellement sur le port ou sur la rivière,
soit comme jeteurs d'eau (on appelle ainsi
ceux dont l'emploi est de jeter l'eau qui pé-
nètre dans les bateaux), soit comme mari-
niers, pêcheurs, dérouleurs, etc.; beaucoup
sont tonneliers et travaillent habituellement
dans les caves. La plupart des femmes exercent
la profession de blanchisseuses; le reste des
habitans consiste en marchands de vins en
gros, riches et dont les habitations sont dis-
posées de manière à corriger le plus possible
les inconvéniens attachés à la situation vicieuse des maisons, ou enfin en marchands
et artisans qui se tiennent pendant le jour au
moins (un grand nombre ayant leur appar-
tement au premier étage) dans des rez-de-
chaussée dont l'insalubrité vient d'être si-
gnalée.

Le hameau de Conflans, situé en grande
partie sur le plateau, se compose de quelques
maisons bien construites, élevées de plusieurs
étages, aérées et habitées pour la plupart par
des gens aisés et leurs domestiques. Cette partie de la commune de Charenton, paisible et
propre, ne ressemble en rien à la précédente,
et on n'y voit aucune cause notable d'insalubrité. La population de Conflans est de 83 individus, dont 40 hommes et 43 femmes.

Charenton-le-Pont est la partie de Charenton traversée par la route royale, dirigée du
nord-ouest au sud-est; elle consiste, ainsi
que les Carrières, en une seule rue bordée de
deux rangées de maisons. Bien que Charenton-le-Pont laisse encore beaucoup à désirer
sous le rapport de la salubrité, et qu'ainsi
qu'aux Carrières, une partie des maisons se
trouve en quelque sorte adossée à une colline
qui domine un grand nombre d'entre elles,
il est cependant vrai de dire qu'il y a moins
de malpropreté générale qu'aux Carrières, et
que généralement aussi les habitations particulières sont tenues moins malproprement.

Les professions y sont plus diversifiées tant
parmi les hommes que parmi les femmes ; les
mœurs y sont plus douces et plus paisibles.
Il suffit de traverser ces deux parties de la
commune de Charenton, un jour de dimanche
ou de repos, pour juger que la différence entre
elles, qui n'est ici que sommairement indiquée,
est réellement en faveur de Charenton-le-Pont.
La population de ce dernier se compose de
908 individus, dont 430 hommes et 478
femmes.

Charenton-Saint-Maurice fait une commune à part ; il consiste en une rue qui se
continue dans la direction de la route royale,
le long de la rive droite de la Marne, et s'é-
tend de Charenton-le-Pont à la voûte du ca-
nal de Saint-Maur. Les maisons du côté du
sud ne sont qu'à quelques toises du bras de la
Marne ; celles du côté opposé sont bâties au
pied de la colline, sur le plateau de laquelle
est le parc de Vincennes ; toutes sont domi-
nées par cette colline. Ici, comme on le voit,
se trouvent réunies au plus haut degré les
causes d'insalubrité qui tiennent à l'humidité ;

mais, il faut le dire aussi, cette commune se fait remarquer par une vie plus douce et plus paisible des habitans, et par plus de propreté dans l'intérieur des maisons.

Dans Charenton-Saint-Maurice, se trouve un établissement considérable, et qui forme à lui seul la plus grande partie de la population de cette commune, la maison des aliénés dite *Maison Royale de Charenton* qui, malades et employés compris, présente un personnel d'environ sept cents individus. La population totale de Charenton-Saint-Maurice est de 1,000 à 1100 individus.

Sans entrer dans une description détaillée de la Maison Royale de Charenton, nous ne pouvons cependant nous dispenser de mentionner ici quelques points de ses localités et quelques circonstances relatives aux individus qu'elle renferme, comme ayant un rapport direct avec les causes assignées au choléra-morbus. Nous sommes donc obligés de dire que quels que soient les moyens que puisse suggérer la sollicitude d'une administration bienveillante et éclairée, il est de toute impossibilité de corriger les vices de certains quartiers où se trouvent réunies toutes les causes d'insalubrité qui tiennent à l'humidité et au défaut d'air. Ces quartiers sont habités par des aliénés qu'on ne saurait, de quelque manière qu'on s'y prît, astreindre aux règles de l'hygiène ; l'impossibilité de leur faire porter des vêtemens fait qu'on les voit braver presque nus les grandes ardeurs du soleil comme les rigueurs de l'hiver : la pluie, la boue, les brouillards ne les arrêtent pas davantage ; qu'on joigne à cela une gloutonnerie et une dépravation du goût qui les portent à se jeter sur tout ce qu'ils rencontrent, tels que des débris d'alimens, des alimens gâtés et corrompus, des matières plus révoltantes encore, des substances éminemment âcres et irritantes, au nombre desquelles le tabac tient le premier rang, ne semblera-t-il pas qu'il était tout naturel de regarder ces infortunés comme des victimes dévouées au choléra, et cela avec d'autant plus de raison que de toutes les affections auxquelles leur manière de vivre les expose, la diarrhée et la dyssenterie sont, sans contredit, les maladies les plus communes et celles qui chaque année, depuis l'automne jusqu'au retour de la belle saison, enlèvent le plus grand nombre d'entre eux.

On voit que la maison royale de Charenton, sous le rapport de la population et de l'insalubrité, met la commune de Saint-Maurice à peu près sur la même ligne que les Carrières. On verra plus loin l'énorme différence qu'il y eut entre ces deux communes, sous le rapport du nombre d'individus qui furent atteints du choléra-morbus dans chacune d'elles.

## § II. MESURES PRISES AVANT ET PENDANT L'ÉPIDÉMIE.

Plusieurs mois avant l'invasion du choléra-morbus, des commissions sanitaires communales avaient été instituées par les soins de M. le sous-préfet de l'arrondissement de

Sceaux; celle du canton de Charenton était présidée par MM. Dodun et Burand fils. Au nombre des communes soumises à l'inspection de ce dernier, étaient Charenton et Charenton-Saint-Maurice. La maison royale de Charenton, comme établissement public, resta dans les attributions de la commission sanitaire centrale du département de la Seine; commission dont faisait partie M. le docteur Esquirol, médecin en chef de cet établissement.

La commission sanitaire de Charenton et de Charenton-Saint-Maurice indiqua les points de ces communes qu'il était essentiel d'assainir; elle signala également aux autorités locales ce qui, dans les habitations particulières, devait être l'objet de réparations ou de constructions. Mais le mal tant redouté arriva avant qu'on eût rien fait de ce qui pouvait être considéré comme améliorations départementales et communales, et, malgré des démarches réitérées, des représentations et des exhortations fondées sur l'intérêt de chacun, on ne fut guère plus heureux du côté des propriétaires; en un mot, sauf les mesures prises par MM. les maires, et les seules qu'ils pussent prendre, pour le nettoyage des rues, l'enlèvement des immondices, la distribution des chlorures; distribution à la-quelle MM. Burand père et fils prirent une grande et généreuse part, le pays resta et est resté jusqu'à présent à peu près ce qu'il était, sous le rapport de la salubrité, avant les tra-vaux de la commission sanitaire.

Pour ce qui est de la maison royale de Charenton, des précautions générales avaient été prises de bonne heure. Les murailles des corridors et des chambres avaient été blan-chies, on faisait chaque jour des lavages avec l'eau chlorurée, on redoublait de soin pour maintenir la propreté sur les individus. Mais, il faut le dire avec franchise, que pouvaient et que pourraient de tels soins sur des quar-tiers et sur des individus tels que nous les avons dépeints plus haut. Les circonstances locales et individuelles n'en restèrent donc pas moins à peu près les mêmes dans cet éta-blissement.

Mais si les moyens sanitaires furent négli-
gés avant l'épidémie, il n'en fut pas de même
dès qu'elle se fut manifestée. M. l'archevêque
de Paris avait mis à la disposition des autorités locales une maison destinée à servir
d'ambulance : cette maison, située à Conflans, présentait les dispositions les plus favorables pour sa destination; deux salles sé-
parées de six lits chacune, l'une pour les
hommes, l'autre pour les femmes, furent si
promptement préparées que le deuxième individu qui fut pris du choléra put y être reçu.
La sollicitude de M. l'archevêque avait tout
prévu; non-seulement par ses soins, les réparations et constructions nécessaires pour
rendre le local propre à sa destination furent
faites avec la plus grande célérité, mais tout
le mobilier et le personnel se trouvèrent or-
ganisés comme s'il se fût agi d'un hôpital per-
manent. Des sœurs de S. Vincent de Paul exer-
cées au service des malades furent chargées
de cette ambulance. De jeunes séminaristes
qui, dès le début de l'épidémie, s'étaient
consacrés au service des malades, remplis-

saient les fonctions d'infirmiers pour les hommes avec un zèle et un courage exemplaires ;
ils avaient organisé entre eux un service de
garde , se relevaient à tour de rôle, et le plus
souvent ils ne quittaient l'ambulance de Conflans que pour aller remplir les mêmes fonctions dans les hôpitaux temporaires établis à
Paris.

Un médecin fut désigné par MM. les maires
et les membres des conseils municipaux pour
faire le service de l'ambulance concurremment avec deux élèves, MM. Fayol et Desrioux, élèves internes de la maison royale de
Charenton, déja connus dans le pays par
leur zèle et leur savoir. Ils faisaient alterna-
tivement un service de garde dont la durée
était de 24 heures.

Indépendamment de l'ambulance , il fut
institué , d'après l'ordre de M. le sous-préfet, et par les soins de MM. les maires de
Charenton, Charenton-Saint-Maurice et Maisons Alfort, un bureau de secours qui fut établi
chez le pharmacien de Charenton ( M. Rous-
seau ). MM. les médecins et élèves de la mai-

son royale de Charenton et M. Rivet, officier
de santé établi à Charenton, organisèrent
entre eux un service de garde jour et nuit,
de telle manière que, dès qu'un individu tom-
bait malade, un médecin se présentait auprès
de lui, lui administrait les premiers secours;
le traitement était ensuite continué par le
médecin ordinaire, ou le malade était dirigé
sur l'ambulance.

Nous devons ici payer un tribut d'éloges
bien mérité aux habitans de Charenton. Malgré l'abattement que devait naturellement jeter dans les esprits le terrible fléau qui faisait
tant de victimes, ils conservèrent toujours la
plus touchante confiance dans les médecins
qui leur prodiguaient habituellement leurs
soins. Si malheureusement le zèle de ceux-ci fut
trop souvent impuissant, justice au moins fut
rendue à celui qu'ils déployèrent dans ces
malheureuses circonstances. On pouvait lire
sur les physionomies l'expression de la tris-
tesse, de la terreur et même du désespoir,
mais jamais ces passions n'allèrent jusqu'à
cet aveuglement qui, dans d'autres endroits

comme à Paris, excitaient des défiances et
des idées de vengeance dont les résultats
furent si déplorables. Parmi les individus qui
furent atteints du choléra, beaucoup, sans
être riches ni même aisés, préféraient cependant rester chez eux où ils recevaient de leurs
parens et de leurs amis des soins d'autant
plus assidus et d'autant mieux administrés ,
qu'au moins, dans ces jours de calamité, aucune idée de contagion ne se mêlait en général aux justes craintes dont chacun pouvait
alors être préoccupé. Pour ce qui est des in-
digens, il s'en trouva parmi eux quelques-uns
qui se montrèrent récalcitrans aux conseils et
aux exhortations qu'on leur adressait pour
qu'ils se fissent transporter à l'ambulance;
mais ils furent peu nombreux, leur faiblesse
d'ailleurs fut respectée; ils ne furent pas moins
visités chez eux par les médecins qu'ils crurent
devoir appeler, et les médicamens leur furent
gratuitement délivrés.

Il a été dit plus haut quelles précautions
sanitaires furent prises dans la maison royale
de Charenton avant l'invasion de l'épidémie ;

de nouvelles mesures furent prises aussitôt que cette dernière se fut manifestée. L'idée qu'il était si naturel qu'on eût, avant d'avoir observé le choléra-morbus, que cette maladie pouvait se propager par voie de contagion, conduisait nécessairement à chercher, autant que possible, à établir une sorte d'isolement entre cet établissement et le pays infecté, et, d'une autre part, à séquestrer les individus qui pourraient être atteints du choléra. Pour atteindre le premier de ces deux buts, il avait été arrêté que les communications avec le dehors seraient suspendues ou tout au moins aussi restreintes que possible; mais, sous ce rapport, on ne put rien obtenir : les infirmiers et autres domestiques immédiatement attachés au service des aliénés eussent plutôt abandonné l'établissement que de se soumettre à la consigne qu'on avait voulu établir. Ils sortirent donc pendant l'épidémie comme avant, soit pour parcourir le pays, soit pour aller à Paris; plusieurs même allèrent visiter et soigner des cholériques, et quant à ce qui est du régime, de la tempérance et de la continence, il est certain qu'aucun d'eux n'apporta aucun changement dans sa manière et ses habitudes de vivre, et de profiter de ses instans de repos et de récréation.

Des infirmeries spéciales avaient été établies pour recevoir les individus qui auraient été atteints du choléra : cette précaution fut heureusement inutile.

§ III. MARCHE DE L'ÉPIDÉMIE.

Il y avait déja huit jours que le choléra-morbus régnait à Paris, lorsque le premier cas se présenta à Charenton sur une blanchisseuse, qui succomba en moins de 24 heures. Depuis plusieurs jours, quelques individus avaient présenté, soit isolément, soit concurremment avec d'autres maladies, des symptômes insolites annonçant un trouble manifeste dans les intestins avec des douleurs, des crampes dans les membres et un refroidissement plus ou moins sensible. Cette disposition

fut surtout remarquable chez un grand nombre
d'enfans qui furent atteints de la rougeole.
Outre les symptômes de phlegmasie de la
membrane muqueuse des voies aériennes et
des conjonctives qui précèdent et accompagnent ordinairement cette maladie, presque
tous eurent la diarrhée; chez quelques-uns
même il y eut des vomissemens. Ces symptômes se manifestaient principalement pendant la période d'éruption dont ils n'entra-
vaient cependant pas la marche, et sans qu'on
pût en conséquence y voir un effet de rétro-
cession; ils cédaient assez facilement à des
boissons mucilagineuses et à des lavemens de
même nature; quelquefois cependant il fallut
avoir recours à des applications de sangsues.

On pourrait dire qu'il y eut dans ces accidens précurseurs du choléra une gradation
telle qu'à mesure qu'on s'approchait de l'épidémie, les caractères appartenant à cette dernière devenaient de plus en plus manifestes,
bien qu'on ne pût cependant regarder comme
décidément cholériques les malades chez lesquels on les observait.

Une fois déclaré, le choléra-morbus fut
non-seulement la maladie dominante, mais
on pourrait même dire la seule qui régnât,
tant les autres furent rares. Il y aurait, certes,
de l'exagération à dire que tous les individus
qui tombèrent malades pendant la durée de
l'épidémie furent atteints du choléra, mais c'est
un fait certain que tous ou presque tous éprou-
vèrent au moins des symptômes dont l'affinité avec le choléra ne pouvait être contestée.

Beaucoup étaient pris, soit après plusieurs
jours de malaise, soit subitement, de dévoiement, de douleurs d'estomac et d'entrailles
avec refroidissement et crampes ; mais le refroidissement et les crampes duraient peu, il
survenait bientôt une chaleur fébrile avec dureté du pouls et des sueurs abondantes. Chez
un assez grand nombre, ces sueurs duraient
plusieurs jours ou tout au moins revenaient
fréquemment pendant plusieurs jours.

Généralement, le début du choléra-morbus
n'eut point lieu subitement; presque toujours
il fut précédé de quelques dérangemens de
la nature de ceux ci-dessus mentionnés :

c'étaient des coliques avec diarrhée; les matières évacuées présentaient bientôt les caractères des déjections cholériques. Suffisait-il de
guérir ces prodômes pour être autorisé à dire
qu'on avait arrêté le développement de la
maladie tant et si justement redoutée? Sans
prétendre ici décider cette question, nous ne
pouvons cependant nous empêcher de dire
que la plupart des individus chez lesquels le
choléra s'est développé avec toute son intensité avaient éprouvé ces symptômes précurseurs sans y opposer aucun moyen curatif, et
que la plupart aussi de ceux chez lesquels ils
ont été combattus ont été exempts du choléra.

Toute cause agissant directement sur les
organes digestifs et surtout les excès dans les
alimens et dans les boissons amenait bientôt
l'apparition du choléra qui se présentait alors
avec les caractères les plus alarmans. C'était
surtout sous l'influence de ces causes qu'on
voyait la maladie survenir brusquement, et
souvent même sans les symptômes précurseurs ci-dessus énumérés : à moins cependant
qu'ils n'existassent déja chez l'individu qui

s'était livré à des excès. Dans ces derniers
cas, les excès étaient bien évidemment la
cause déterminante du choléra intense.

Les prodômes n'étant point combattus, le
choléra se manifestait ; tantôt le début avait
lieu après un accroissement progressif des
symptômes ; d'autres fois, et c'était le plus
souvent , il survenait inopinément , et
lorsque rien n'avait pu troubler la sécurité
dans laquelle vivaient ceux qui les éprouvaient. Les gens du peuple surtout ne faisant
aucune attention à des dérangemens peu
graves en apparence, ne continuaient pas
moins de se livrer à leurs travaux, sans prendre
aucune précaution, et même sans rien changer
à leur régime ordinaire. Il n'y avait, le plus
souvent, aucune nuance d'intensité entre les
symptômes précurseurs et ceux par lesquels
se déclarait la maladie : c'est-à-dire que sans
que les premiers se fussent accrus d'une manière notable, on voyait de suite se déclarer
les vomissemens, les déjections alvines, les
crampes, les douleurs dans les membres, la
dyspnée, l'altération des traits de la face,

l'affaiblissement de la voix, la cyanose, le
refroidissement général ; en un mot, le choléra-morbus épidémique avec les déjections,
et les symptômes nerveux qui le caractérisent
et le constituent presque essentiellement. Les
matières conienues dans l'estomac et dans les
intestins étaient entraînées dans les premières
évacuations ; mais bientôt le produit des déjections changeait de nature pour prendre les
apparences d'une sorte d'eau trouble blanchâtre, généralement comparée, avec jus-
tesse, à une décoction de riz ou de gruau
plus ou moins chargée ; tantôt les choses en
restaient à ce point , la respiration paraissait
peu ou point compromise ; en un mot, le choléra n'était point encore parvenu à ce degré
de gravité qui ôtait presque tout espoir de
salut ; mais, et surtout dans le temps où l'é-
pidémie sévissait avec le plus de fureur, il en
était rarement ainsi, une forte douleur dans
la région dorsale de la colonne vertébrale,
une douleur non moins vive qui, du cartilage
xyphoïde, s'étendait sur les côtés en arrière,
en suivant les attaches du diaphragme, an-

nonçaient l'apparition des symptômes les plus
redoutables, dont le premier état ne présentait en quelque sorte que les rudimens, la
gêne de la respiration devenait en quelques
instans une dyspnée qui plongeait les malades
dans l'anxiété la plus pénible à voir, alors
survenaient tous les accidens que doit nécessairement amener la cessation presque complète
de la respiration, c'est-à-dire: la stase du sang
veineux dans tous les capillaires, la cessation,
au moins apparente, de la circulation, la cyanose et un refroidissement cadavérique de
tout le corps. Bien que souvent on vît cesser
les vomissemens, les déjections alvines et les
crampes, le pouls ne se rétablissait pas, l'oppression restait la même ou augmentait, et
les malades succombaient à une véritable asphyxie, souvent après avoir passé plusieurs
heures dans un état tel que la vie qui se manifestait encore chez eux par la liberté dans
les mouvemens et l'intégrité des facultés intellectuelles, était un problème dont la physiologie ne saurait guère donner la solution.
   Dans le plus grand nombre des cas, surtout

pendant le période d'intensité de l'épidémie ;
les symptômes annonçant un trouble dans la
respiration apparaissaient dès le début de la
maladie, quelquefois même ils étaient les
symptômes prédominans, tellement qu'il n'y
avait ni vomissemens ni déjections alvines,
ce qui avait donné lieu d'admettre un *choléra-
morbus sec*. Plusieurs fois même, on a pu
voir une légère dyspnée accompagner les
symptômes précurseurs, sans cependant que
ceux-ci conduisissent au choléra grave : cependant cette dyspnée était le plus souvent
un symptôme de mauvais caractère, en ce
qu'elle annonçait une attaque du choléra as-
phixique. Tantôt les accidens atteignaient
avec une rapidité effrayante leur *summum*
d'intensité; d'autres fois, ils suivaient une
marche plus lente. Les symptômes abdominaux paraissant se calmer, les malades éprouvaient plutôt un sentiment de gêne et d'embarras qu'une douleur réelle dans la base du
thorax ; la respiration était lente, suspirieuse,
et se faisait avec peine; il y avait une douleur
fixe dans le dos, entre les deux épaules;

3

l'embarras de la respiration s'accroissait, et tout traitement, quelque énergique qu'il fût, était infructueux.

Souvent les malades étaient, jusqu'aux derniers instans de leur existence, dans une anxiété horrible, s'agitant en tous sens et s'épuisant en vains efforts pour inspirer un peu d'air; d'autres fois, cette anxiété était suivie de prostration et d'abattement, et la mort arrivait au milieu d'un calme sur le danger duquel l'inexpérience seule pouvait se méprendre. Dans quelques cas plus rares de choléra aigu, les malades ont paru succomber plutôt à l'abondance des évacuations qu'aux symptômes d'asphyxie : il est à remarquer qu'alors ce n'était plus la cyanose qu'on observait chez eux, mais une pâleur générale de la surface du corps semblable à celle qui a lieu dans l'anémie.

Dans beaucoup de cas, des symptômes de réaction se manifestaient, la chaleur reparaissait, la circulation se rétablissait, le pouls même prenait de la dureté, mais l'événement ne justifiait pas toujours ce que ce changement, bien qu'avantageux, pouvait donner d'espérances. Quelquefois alors les malades restaient dans une sorte de stupeur avec assoupissement et délire ; les conjonctives étaient injectées, les pupilles resserrées, la face conservait une teinte plus ou moins vio‑ lacée, et les malades succombaient à une con‑ gestion cérébrale manifeste contre laquelle les moyens les plus rationnels (émissions san‑ guines par la lancette ou par les sangsues, vési‑ catoires, sinapismes) n'avaient aucun succès ; d'autres fois, soit que ce fût le résultat de l'a‑ bondance des évacuations, soit que ce fût le résultat des dispositions particulières dans lesquelles se trouvaient les individus, il s'é‑ tablissait une fièvre avec stupeur, prostra‑ tion des forces, sécheresse de la langue, dé‑ lire plus ou moins fort, soubresauts dans les tendons ; en un mot, les malades tombaient dans un état qu'on eût autrefois désigné sous le nom de fièvre ataxo-adynamique, état qui le plus souvent aussi conduisait à la mort.

D'autres fois enfin le choléra-morbus sem‑ blait prendre une marche chronique; les

symptômes de réaction étaient peut-être
moins intenses que dans les cas précédens :
cependant un commencement de retour de
la chaleur et du pouls, une amélioration générale réelle donnaient quelque lieu d'espérer
une issue favorable, mais cette amélioration
ne faisait point de progrès, la respiration restait embarrassée, la chaleur ne se rétablissait
qu'imparfaitement, le pouls restait faible et
concentré, la cyanose ne se dissipait pas entièrement, la sécrétion des urines ne se rétablissait pas, et les malades succombaient dans
cet état. Des cas de choléra-morbus de cette
nature ont duré quelquefois jusqu'à huit et
dix jours. Saignées dans le commencement
de la réaction, sinapismes, vésicatoires, médicamens stimulans, tout était infructueux,
et rien ne favorisait la tendance heureuse, en
apparence, que semblait prendre la maladie ;
car, dans cette terrible affection, c'était presque tout que de gagner du temps.

D'après ce qui précède, on voit que l'épidémie présentait, quant à son intensité, trois
degrés bien distincts :

1o Avec, ou sans tous les prodômes communs à presque toutes les maladies (faiblesse,
anorexie, sentiment de brisure dans les membres, frissons, douleurs gravatives de tête et
quelquefois même des vertigés), diarrhée,
vomissemens, douleurs abdominales, crampes, refroidissement, puis réaction fébrile,
sueurs, retour à la santé ;

2° Symptômes de choléra plus manifestes
ou mieux, choléra-morbus au premier degré :
diarrhée, vomissemens, matières des déjections éminemment cholériques, c'est-à-dire
blanches et analogues, ainsi qu'il a été dit plus
haut, à une décoction de riz plus ou moins
chargée, crampes, refroidissement, suppression d'urines, dyspnée plus ou moins forte,
altération notable des traits de la face, quelquefois même cyanose légère, concentration
du pouls, mais jamais disparition complète
de ce dernier ;

3° Choléra au plus haut degré d'intensité,
refroidissement cadavérique de tout le corps,
dyspnée portée jusqu'à imminence de suffocation, cyanose intense, disparition com-

plète du pouls, mouvemens du cœur presque
imperceptibles ou ne consistant plus qu'en
une sorte de frémissement.

Cette division, à laquelle nous pouvons rap-
porter tous les cas que nous avons été à même
d'observer, peut servir de base pour établir le
pronostic. Le premier degré n'offrait le plus
ordinairement aucun danger; on le voyait
promptement céder soit spontanément, soit
aux divers moyens employés pour le combattre.

Le deuxième degré ou choléra bien confirmé, quoique beaucoup plus grave, et pouvant donner de vives inquiétudes, ne se ter-
minait cependant pas toujours d'une manière
funeste.

Quant au troisième degré, peu d'individus
parmi ceux qui en ont été atteints n'ont point
succombé. Cependant c'est ici le lieu de mentionner un fait fort remarquable: c'est qu'au
déclin de l'épidémie, surtout à sa première
invasion, des cas très graves en apparence
se sont terminés par le retour à la santé,
sous l'influence de divers traitemens, et,

on pourrait même dire, de traitemens opposés.

Nous pourrions ajouter ici quelques mots
sur le traitement du choléra-morbus, si notre
intention était de présenter une histoire complète de cette maladie; mais il y a jusqu'à
présent si peu de chose de satisfaisant à dire
sur ce point, que nous nous abstiendrons
même de toutes considérations générales.
Nous nous bornerons à citer quelques observations des malades auxquels nous avons
été à même de donner des soins. Nous avons
choisi ces observations de manière à présenter, autant que possible, 1º les différentes
nuances de choléra, ainsi que nous venons
de les établir; 2º les divers moyens de traitement que nous avons cru devoir mettre en
usage.

## § IV. OBSERVATIONS PARTICULIÈRES.

—

1ᵉʳ *degré : symptômes cholériques* (cholérine).

N°. 1. Un jeune homme, âgé de seize ans, apprenti menuisier, demeurant à Paris, rue de la Tixeranderie, quartier où le choléra exerçait alors de grands ravages, revint chez sa mère, blanchisseuse à Charenton, le 1ᵉʳ avril; il avait mangé la veille, dans la soirée, du mouton et des pommes de terre. Dans le milieu de la nuit, il fut pris de tranchées avec fréquentes et abondantes déjections, vomissemens des alimens d'abord, puis de matières glaireuses, et refroidissement des extrémités. Le 1ᵉʳ avril, à midi, le malade était dans l'état suivant : chaleur naturelle de la peau, pouls peu développé, plutôt lent que fréquent, continuation des vomissemens et des déjec-

tions alvines. ( Infusion de camomille édulcorée avec sirop de capillaire, flanelles chaudes
aux pieds et sur le ventre, toutes les heures
une cuillerée d'une potion anti-spasmodique
contenant laudanum et éther de chaque
goutte xx); les vomissemens et la diarrhée continuèrent encore quelques jours. Le malade
ne fut soumis, le lendemain, à d'autre traitement qu'à l'usage d'eau de gomme et de lavemens émolliens; il était en pleine convalescence le 5 avril.

N°. 2. Une jeune fille de vingt-cinq ans,
vivant chez ses parens, gens aisés, habitant
les Carrières, fut prise, le 17 avril (époque
où le choléra régnait dans Charenton, et no-
tamment aux Carrières, depuis plusieurs
jours), sans causes connues de vomissemens, de diarrhée avec coliques et de douleurs dans les membres. La diète, des boissons mucilagineuses suffirent pour dissiper
ces accidens qui, dès leur début, avaient
donné de vives craintes.

N°. 3. Le 28 avril, un homme de peine de
la fabrique de porcelaine, âgé de quarante-

deux ans, fut reçu à l'ambulance de Conflans ;
il avait depuis cinq ou six jours des envies de
vomir et de la diarrhée sans coliques. Le 28,
à son repas de deux heures, il avait mangé six
œufs durs et bu une demi-bouteille de vin.
Conduit peu de temps après à l'ambulance,
il était dans l'état suivant : douleurs gravatives de tête, sensibilité extrême dans la région épigastrique, sentiment général de froid,
engourdissement dans les membres, contrac-
tion involontaire dans les bras ; la langue et
les lèvres étaient rouges ; il y avait une légère
oppression, la peau était chaude, le pouls
fort sans fréquence ; les urines étaient rares.
(Vingt-quatre sangsues à l'épigastre, infusion
de tilleul). Le 29, les douleurs épigastriques
avaient disparu, les coliques avaient cessé,
mais la diarrhée continuait ; une décoction
de riz gommée et quelques lavemens avec la
décoction de Ratauhia l'arrêtèrent. Le malade se rétablit promptement, et il sortit, le
5 mai, convalescent depuis plusieurs jours.

N°. 4. Le 3 mai, une femme d'une cinquantaine d'années, employée dans la maison

royale de Charenton, éprouvait depuis plusieurs jours des coliques et de la diarrhée. On
appliqua dix-huit sangsues à l'anus. A peine les
sangsues furent-elles appliquées qu'il survint
des crampes extrêmement douloureuses. Une
saignée pratiquée de suite fit presque instanta-
nément cesser les accidens, et quelques heures
après, le rétablissement était complet.

N°. 5. Une femme d'une constitution chétive, d'une cinquantaine d'années environ,
employée dans la maison royale de Charenton, éprouvait depuis plusieurs jours du dévoiement avec malaise, lorsque le 6 mai elle
fut prise tout à coup, dans la matinée, de vomissemens, de crampes et de refroidissement.
Une saignée dissipa presque subitement les
accidens, et la malade était revenue à son état
habituel, au bout de quelques heures.

N°. 6. Une femme de trente ans, environ,
demeurant à Charenton-Saint-Maurice, vivant dans l'aisance, d'une constitution faible
et délicate, fut prise des mêmes accidens que
la précédente. Malgré son état de faiblesse et
de maigreur extrême, elle fut saignée, et la sai-

gnée eut un résultat aussi prompt et aussi heureux que dans les cas précédens.

## 2° *degré : choléra-morbus confirmé.*

N°. 7. Un homme de petite taille, peu fort, âgé de trente-cinq ans, d'une constitution bilieuse, exerçant la profession de maçon, demeurant à Charenton, fut amené à l'ambulance de Conflans, le 13 avril, à dix heures du matin. Je le rencontrai sur la route; il était accompagné par deux hommes qui le soutenaient; il eut en ma présence des crampes telles, qu'il eût infailliblement tombé, sans l'assistance de ses conducteurs. Sa figure était décomposée, et présentait une teinte bleuâtre manifeste; il avait eu plusieurs évacuations alvines abondantes, mais il n'avait vomi qu'une seule fois.

A son entrée à l'ambulance, il était dans l'état suivant : crampes fréquentes dans les bras et dans les jambes, suppression des urines, pouls extrêmement concentré, céphalalgie, langue chaude. (Infusion de sureau édulcorée avec sirop de capillaire, acétate d'ammoniaque gouttes IV dans chaque tasse , potion anti-spasmodique avec laudanum et éther, de chaque, vingt gouttes, trois demi-lavemens émolliens avec amidon et six gouttes de laudanum dans chaque, sinapisme à chaque bras ).

Le 14 , cessation des vomissemens et de la diarrhée, assoupissement, pesanteur de tête , rétablissement de la sécretion des urines, urines rouges peu abondantes. (Eau de riz gommée, sinapisme à chaque cuisse. ) Le soir, douleur à l'épigastre, assoupissement. Le malade avait eu quelques vomissemens et du dévoiement dans la journée ; il se plaignait de douleurs sourdes dans le ventre ; il était tourmenté par de fréquentes envies de vomir, et n'éprouvait de soulagement qu'après avoir vomi quelques gorgées. Le moindre mouvement pour changer de position provoquait le retour des crampes ; la peau était chaude, le pouls concentré. (Sinapisme sur la région épigastrique. )

Le 15, céphalalgie, évacuations alvines
fréquentes, cessation des vomissemens, douleurs sourdes dans le ventre, cessation des
crampes, peau chaude, pouls concentré,
urines rouges, peu abondantes. (Décoction
de riz gommée, deux demi-lavemens avec
décoction de graine de lin, amidon et laudanum, gouttes VI dans chaque, sinapisme sur
le dos de chaque pied.)

Le 16, même état, même prescription; en
plus vésicatoires aux jambes.

Le 17, mieux sensible, les vomissemens
étaient tout-à-fait arrêtés; depuis la veille, il y
avait eu sept ou huit évacuations de matières
jaunes ne conservant aucun des caractères
des déjections cholériques, urines de plus en
plus abondantes, peau chaude, pouls fréquent, aucune douleur dans le ventre. Le
malade conservait de la stupeur et une sorte
d'embarras cérébral. (Même prescription
que la veille, aux vésicatoires près.)

Le 18, le malade avait eu depuis la veille
plusieurs évacuations alvines de matières jaunes rougeâtres; la respiration qui jusqu'alors

avait été un peu gênée, se faisait plus librement;
les urines étaient plus abondantes; le malade
éprouvait le désir de prendre des alimens ; la
peau était bonne ; le pouls reprenait du développement ; les douleurs de tête avaient
cessé. (Eau de riz gommée, deux demi-lavemens avec décoction de graine de lin et de
tête de pavot.)

Le 19, point de sommeil pendant la nuit
précédente, cinq ou six évacuations alvines
ou plutôt des envies d'aller à la selle sans rien
faire, langue demi-sèche, rouge à la pointe,
pouls assez développé. Le malade s'était levé
la veille, il attribuait cette espèce de rechute à
la fatigue. (Eau de gomme, dix sangsues sur
le ventre, cataplasmes émolliens, lavemens
émolliens.)

Le 20, mieux sensible, point de mal de
tête, cessation des douleurs de ventre, chaleur naturelle de la peau, pouls bon, émission d'urines plus abondante. ( Eau de
gomme, cataplasmes émolliens sur le ventre,
lavemens émolliens.)

Le 21, mieux plus sensible; la veille le

malade avait mangé deux soupes. Ce mieux se soutint jusqu'au 24.

Le 24, dans l'après midi, le ventre était redevenu douloureux; le malade éprouvait des envies de vomir; il n'avait pas de dévoiement. Ces symptômes existaient encore le 25 au matin. (Eau de gomme, cataplasmes émolliens sur le ventre, demi-lavemens émolliens, cinq sangsues à l'anus.)

Le 26, tous les symptômes de la veille étaient entièrement dissipés. Dès cette époque, l'amélioration fit chaque jour des progrès sensibles; l'eau de gomme fut continuée; les vésicatoires des jambes furent entretenus pendant quelques jours, et il n'y avait que peu de jours qu'ils étaient supprimés, quand le malade sortit, parfaitement rétabli, le 9 mai.

N°. 8. Un petit garçon de six ans, demeurant aux Carrières avec son père et sa mère dont il sera question dans la catégorie suivante, fut amené avec eux à l'ambulance, le 23 avril. Je l'avais trouvé, à midi, couché dans le même lit que son père, qui était atteint du choléra au plus haut degré. Quand

je le revis, il était environ trois heures du
soir; il présentait les symptômes suivans :
figure profondément altérée, yeux caves, entourés d'un cercle bleuâtre, regard morne et
abattu, vomissemens sans douleurs de ventre
ni d'épigastre, pouls excessivement concentré. (Infusion de mélisse, potion anti-spasmodique, frictions avec le liniment hongrois).

Le 24, cessation des vomissemens, soif
vive, point de crampes, chaleur naturelle de
la peau, pouls naturel. (Eau de gomme, sinapismes aux pieds, frictions avec le liniment
hongrois). Le soir, affaissement profond,
pouls conservant cependant de la force,
langue sèche, yeux caves demi-ouverts pendant le sommeil.

Le 25, la teinte bleuâtre qui entourait les
yeux était, en partie dissipée, la peau était
fraîche, le pouls avait de la concentration.
( Infusion de mélisse, sinapismes aux mollets).
Le soir, même état que le matin, décubitus
sur le côté, membres fortement fléchis. Abandonné à lui-même, l'enfant poussait parfois
des cris aigus; quand on l'interrogeait, il di-

sait cependant n'éprouver aucune douleur, son regard était morne, la diarrhée continuait; il avait vomi dans la journée quelques gorgées de bile verte; le pouls était toujours concentré, la peau était chaude.

Le 26, continuation du dévoiement, les matières évacuées étaient jaunes; l'enfant était dans un état habituel d'assoupissement dont il ne sortait que pour pousser des cris; le pouls était toujours concentré. (Eau de riz gommée, potion calmante, frictions *ut suprà*, vésicatoire à une cuisse).

Le 27, mieux notable, diarrhée moins forte. (Potion anodine, lavemens avec décoction de graine de lin et amidon). Dès ce jour, l'enfant put être considéré comme convalescent; sa santé s'améliora de jour en jour, et il sortit complétement rétabli le 5 mai.

N° 9. Une femme de trente-trois ans, nourrissant un enfant de près de deux ans; vivant fort misérablement, occupant à Charenton un logement humide et malsain, entra à l'ambulance de Conflans le 27 avril. Le choléra s'était déclaré chez elle dans la matinée,

après plusieurs jours d'une santé chance-
lante, de colique et de dévoiement. Je la vis
à six heures du soir; elle était dans l'état
suivant : somnolence, yeux à demi-fermés
pendant le sommeil, cyanose bien prononcée
de la face et des mains, crampes moins fortes
que dans la matinée, chaleur presque naturelle de la peau, pouls extrêmement concentré, continuation des vomissemens et du dévoiement, matières rejetées liquides et blanchâtres. (Douze sangsues à l'épigastre, eau
de gomme, infusion de sureau avec six gouttes
d'acétate d'ammoniaque dans chaque tasse,
potion anti-spasmodique avec laudanum et
éther, de chaque vingt gouttes, sinapismes
aux jambes).

Le 28, mieux sensible, trois ou quatre
évacuations alvines seulement dans la journée. On accorda à la malade, sur sa demande,
quelques morceaux de glace, mais elle ne put
les supporter, et ils provoquèrent des envies
de vomir. Du reste, la malade, ainsi qu'il
vient d'être dit, était réellement mieux; les
crampes avaient cessé, la peau était chaude,

le pouls naturel ; la teinte cholérique du visage était en partie dissipée, les urines avaient
repris leur cours, les seins étaient engorgés.
(Infusion légère de sureau, pour boisson).
La malade n'avait pris que fort peu de sa potion ; un sentiment de défiance ayant sa source
dans les idées d'empoisonnement qui régnaient
alors parmi les gens du peuple, l'avait éloi-
gnée de faire usage de ce médicament.

Le 29, cessation du dévoiement, des envies de dormir et des crampes, seins moins
engorgés, point de fièvre, langue naturelle,
quelques hoquets de temps en temps ; la figure conservait encore une teinte légèrement
bleue.

Le 30, la malade était très bien, elle avait
cependant eu plusieurs évacuations alvines,
et quelques douleurs dans les bras pendant la
nuit. (Eau de riz gommée). Dès cette époque,
la malade entra en convalescence ; l'appétit
se rétablit ; les alimens qui furent d'ailleurs
progressivement augmentés n'amenèrent aucun trouble dans les fonctions digestives, et
il y avait plusieurs jours qu'elle était parfai-

tement rétablie quand elle sortit, le 7 mai.

N°. 10. Un homme d'une taille élevée, d'une constitution sèche et grêle, âgé de cinquante à cinquante-cinq ans, adonné à la boisson, fut pris, le 30 mai, des symptômes suivans : vomissemens fréquens, diarrhée, refroidissement, crampes très fortes, oppression, cyanose, extinction de voix, pouls très concentré. (Infusion de camomille, potion anti-spasmodique avec laudanum et éther, de chaque gouttes xx, frictions avec le liniment hongrois, sinapismes). La tisane et la potion ne pouvant être supportées, on donna pour toute boisson de l'eau acidulée avec du suc de citron. Les crampes durèrent plusieurs jours. Un sentiment continuel d'engourdissement et de pesanteur de tête céda à l'application de six sangsues derrière chaque oreille. Ce fut la seule émission sanguine qui fut pratiquée à ce malade. Le 2 juin, il était beaucoup mieux; l'estomac supportait le bouillon. Au bout de quelques jours, le rétablissement était complet.

N°. 11. Une religieuse de l'infirmerie de

Notre-Dame de Conflans, âgée de 21 ans, fraîche, d'une belle santé, et qui n'habitait cette
maison que depuis qu'on avait cessé d'y recevoir des cholériques, fut prise, le 17 juin, de
vomissemens et de diarrhée avec crampes,
cyanose, refroidissement, prompte décomposition des traits de la face, concentration extrême du pouls. Ces accidens cédèrent à des
émissions sanguines par la saignée et par les
sangsues, à des sinapismes et à des potions
anodines; mais la convalescence fut longue et
l'estomac fut pendant long-temps dans un état
de susceptibilité tel, qu'il ne pouvait rien
supporter.

N°. 12. Une fille d'une trentaine d'années, d'une constitution sèche, brune, très
laborieuse, fille d'auberge à Charenton-Saint-
Maurice, avait eu un choléra-morbus sporadique six mois environ avant l'invasion du
choléra épidémique. Le 19 août, après plusieurs jours d'un état d'indisposition caracté-
risé par un sentiment général de malaise,
des coliques sourdes et le dévoiement, elle
fut prise des symptômes ci-après : coliques

fortes,. dévoiement, douleur dans la région dorsale, légère oppression, regard morne, expression d'inquiétude et de chagrin, voix sensiblement altérée ; le soir, légère moiteur, continuation du dévoiement et des coliques, quelques crampes de temps en temps dans la jambe gauche. La sécrétion des urines n'était pas supprimée.

Le 20, le dévoiement qui avait cessé pendant la nuit, était revenu; du reste, même état que la veille. (Décoction de deux gros de racine de ratauhia avec douze gouttes de laudanum, à prendre en deux fois en lave-mens). Le premier demi-lavement fut gardé pendant plusieurs heures ; les douleurs de la région dorsale, dans les membres et à l'épigastre, les crampes et les envies de vomir ne continuaient pas moins; la peau était chaude, le pouls plus développé; il n'y avait pas de cyanose. (Dix sangsues à l'épigastre).

Le 21, la malade n'avait plus de dévoiement depuis minuit; elle éprouvait encore des envies de vomir et des vomissemens de matières liquides et glaireuses ; les douleurs épigastriques étaient très fortes ; la peau présentait une chaleur naturelle ; la malade était profondément abattue et tourmentée par des pressentimens funestes. (Limonade à la glace, fragmens de glace, potion avec laudanum).

Le 22, la glace ne pouvait être supportée, elle provoquait des envies de vomir. La malade fut mise à l'usage de l'eau de gomme pour toute boisson. Le soir, les envies de vomir et le dévoiement avaient cessé ; la respiration se faisait plus librement ; quelques cuillerées de bouillon avaient été supportées. Dès ce jour, la malade ne fit qu'aller de mieux en mieux, et elle revint bientôt à son état naturel.

L'accès du choléra-morbus sporadique qu'avait eu cette fille, six mois avant celui-ci, avait cédé promptement à l'eau de gomme et à des potions fortement laudanisées.

### *Choléra au troisième degré.*

N°. 13. Un homme de soixante-trois ans, porcelainier, fort misérable, se nourrissant

mal depuis long-temps, livré à un travail tel,
que ses pieds étaient continuellement dans
une pâte froide, était mal portant depuis
plusieurs jours, lorsque, le 8 avril, à deux
heures après midi, il fut pris de coliques légères avec fréquentes déjections, crampes
douloureuses dans les membres inférieurs,
moins fortes dans les bras, pieds glacés,
un peu de chaleur encore dans le reste
du corps, pouls presque insensible, syncope de courte durée, visage pâle, yeux
ternes, face gripée. (Friction chaudes sur
tout le corps, potion avec laudanum et
éther).

A sept heures du soir, pouls moins concentré, peau moins froide, cessation des coliques, diminution des crampes.

A dix heures du soir, figure et mains d'un
bleu livide, retour des évacuations, crampes
très fortes dans les mains, cessation des battemens artériels, froid glacial de tout le corps,
insensibilité de la peau qui avait entièrement
perdu son élasticité et sa tonicité, langue
froide, voix éteinte.—Mort à minuit.

N°. 14. Un homme de cinquante-deux ans, d'une assez forte constitution, exerçant la profession de menuisier, vivant dans l'aisance, avait fait un excès de boisson le 11 avril ; il s'était couché bien portant après avoir mangé des œufs à la coque. A deux heures du matin, il eut plusieurs évacuations alvines, les matières étaient aqueuses et abondantes ; à cinq heures du matin, il survint des crampes avec sueurs. On vint me chercher à sept heures du matin, et je le trouvai dans l'état suivant : crampes très fortes, figure et mains violettes, oppression considérable, pouls presque insensible, évacuations fréquentes et abondantes, corps recouvert d'une sueur visqueuse, froideur cadavérique des mains, voix éteinte, langue froide, gémisse-mens continuels. (Infusion de camomille et de menthe, potion avec laudanum et éther, de chaque vingt gouttes, frictions avec un liniment ammoniacal camphré). A dix heures, état comateux, yeux à demi-fermés pendant le sommeil, ouïe dure, cessation des évacuations alvines et des crampes.

Mort à onze heures.

N°. 15. Un homme de cinquante-deux
ans, fort, d'une haute stature, marchand de
vins en gros, demeurant à Conflans, sujet à des
douleurs rhumatismales vagues et à des érup-
tions dartreuses, faisant un usage presque habituel du médicament de Leroy, fut pris de
dévoiement et de crampes très fortes, le 11,
dans la nuit. A 4 heures du matin, croyant se
soulager par son remède ordinaire, il en prit
trois cuillerées; mais à 7 heures du matin, elles
furent rejetées, et il survint des évacuations
abondantes et fréquentes de matières aqueuses
et blanchâtres avec crampes fort douloureuses; le pouls était presque imperceptible;
une teinte d'un bleu livide était répandue sur
tout le corps; il survenait de fréquentes syn-
copes. (Frictions avec un liniment ammoniacal camphré, infusion de menthe et de camomille, potion avec laudanum et éther, lavemens émolliens avec addition de quelques
gouttes de laudanum, cinq ou six gouttes
d'acétate d'ammoniaque dans chaque tasse de
boisson, sinapismes aux jambes et aux bras).

Le malade mourut dans la nuit du 13 au au 14.

N°. 16. Une femme âgée de soixante ans environ, d'une constitution débile, domiciliée aux Carrières, fut prise chez elle du choléra-morbus, le 13 avril, à huit heures du matin; conduite à l'ambulance de Conflans, le même jour, à deux heures de l'après-midi, elle était dans l'état ci-après : disparition du pouls, froid glacial de tout le corps, ventre douloureux, point de vomissement, crampes douloureuses dans les mollets. (Infusion de sureau édulcorée avec sirop de capillaire, quatre gouttes d'acétate d'ammoniaque dans chaque tasse, frictions avec un liniment ammoniacal camphré et opiacé, potion antispasmodique avec laudanum et éther, de chaque vingt gouttes, trois demi-lavemens avec décoction de graine de lin et de tête de pavot, et six gouttes de laudanum dans chaque, emplâtre de thériaque arrosé avec l'audanum sur l'épigastre.)

Le 14, diminution notable des douleurs abdominales, cessation des crampes, stupeur;

commencement de chaleur à la peau, pouls toujours très concentré. (Même prescription.) Le soir, abattement profond, peau chaude, pouls presque imperceptible, douleurs dans le ventre et dans les jambes, déjections fréquentes d'un liquide aqueux et blanchâtre, point de vomissement.

Le 15 et le 16, même état.

Le 17, cessation des évacuations alvines, crampes sourdes, état d'anxiété qui fait que la malade ne peut conserver aucune position, pouls imperceptible. Les forces musculaires sont cependant loin d'être aussi épuisées que le comporteraient l'état du pouls et la faiblesse de la malade; elle descend de son lit toutes les fois qu'elle éprouve le besoin d'aller à la selle. Le soir, oppression, déglutition difficile.

Morte à trois heures du matin.

N°. 17. Un homme âgé d'une quarantaine d'années, tambour des pompiers, d'une forte constitution, adonné à la boisson, entra à l'ambulance, le 14 avril, à neuf heures du matin; il avait mangé la veille des œufs à son

souper : il fut pris, dans la nuit, de vomissemens, de dévoiement et de crampes. A son
entrée, il était dans l'état suivant : face bleue,
yeux caves, entourés d'un cercle bleu foncé,
froid cadavérique de tout le corps, pouls à
peine sensible, continuation des crampes,
langue froide, voix presque éteinte. On fait
des scarifications longues, profondes et nom-
breuses sur la région épigastrique; cette opé-
ration éveille à peine la sensibilité du malade ;
on applique des ventouses par-dessus, il ne
sort point de sang. Peu de temps après, on
applique trente sangsues sur l'épigastre. (Infusion de sureau édulcorée avec sirop de capillaire, potion anti-spasmodique avec laudanum et éther, de chaque vingt gouttes, sinapismes aux mollets, friction sur les cuisses et la
colonne vertébrale avec le liniment hongrois.)

Le soir, la réaction s'était établie ; l'émission de sang produite par les sangsues avait
été abondante; la peau était chaude et couverte de sueur, la respiration fréquente et
peu profonde; la teinte bleue de la face était
en partie dissipée et remplacée par de la rou-

geur; le pouls était cependant si concentré
qu'on avait peine à le sentir. Il y avait de la
somnolence; les yeux étaient entr'ouverts
pendant le sommeil; les crampes avaient
cessé, les facultés intellectuelles étaient alté-
rées, le malade avait perdu la mémoire; il se
croyait à l'ambulance depuis deux ou trois
jours; il ne se rappelait pas les visites qu'il
avait reçues dans la journée. ( Huit sangsues
derrière chaque oreille, sinapismes aux pieds,
même tisane; suspendre la potion, n'y revenir qu'autant qu'il y aurait retour de vomissemens et des crampes. )

Cet homme fut pris, dans la soirée, d'une
oppression très forte; la déglutition devint impossible : il succomba à neuf heures du soir.

N°. 18. Un homme âgé de quarante-
quatre ans, d'une taille élevée, d'une assez
forte constitution, menant une vie crapuleuse,
entra à l'ambulance le 16 avril; il avait été
pris dans la nuit des symptômes du choléra.
A son arrivée, il était tourmenté par des
crampes presque continuelles; il avait des
vomissemens fréquens et abondans de ma-

tières aqueuses blanchâtres et des évacuations alvines de même nature; tout le corps
était froid, la figure et les mains étaient
bleues, le pouls était tout-à-fait inpercep-
tible, la langue était froide. J'appliquai de
suite un moxa sur l'épigastre avec un mar-
teau chauffé, pendant cinq minutes, dans
l'eau bouillante. (Infusion de mélisse avec
acétate d'ammoniaque, quatre gouttes dans
chaque tasse, potion anti-émétique; et, dans
le cas où cette potion ne pourrait être supportée, potion anti-spasmodique avec éther
et laudanum, de chaque vingt gouttes; frictions stimulantes sur tout le corps, sinapismes à chaque pied.)

Le 17, figure tirée, yeux caves, disparition de la couleur bleue, pouls sensible, mais
extrêmement concentré, suppression des
évacuations alvines, ventre douloureux, cessation des crampes, suppression des urines.
(Eau froide acidulée avec du suc de citron,
potion anti-vomitive, frictions stimulantes,
demi-lavemens avec addition de laudanum,
six gouttes de chaque.) Le soir, nausées et

vomissemens, anxiété, pesanteur de tête, cessation des crampes, retour de la chaleur, moiteur de la peau. ( Potion anti-spasmo- dique, emplâtre de thériaque avec laudanum sur l'épigastre. )

Le 18, continuation des vomissemens, les matières rendues sont toujours aqueuses et blanchâtres, les évacuations alvines sont ar- rêtées, le malade éprouve une douleur qui de l'épigastre s'étend jusque dans l'hypo- chondre droit, le pouls est concentré, la peau chaude, la sécrétion des urines est tou- jours supprimée. ( Deux vésicatoires aux jambes, emplâtres de thériaque avec lauda- num sur le creux de l'estomac, deux demi- lavemens avec décoction de graine de lin et de tête de pavot. )

Le 19, hoquets fréquens, vomituritions, le malade ne boit que quelques gorgées, et il les vomit de suite, la peau est chaude, le pouls concentré, l'épigastre et le ventre sont douloureux au toucher, le malade est sans cesse en mouvement, il est dans un état d'anxiété et d'impatience qui ne lui permettent pas de rester en place. Le soir, même état, pouls plus développé que le matin. (Eau de gomme, cataplasme sur le ventre, trois demi-lavemens émolliens.) Dans la soirée, délire avec agitation, refroidissement, retour de la cyanose, vomissemens, point de crampes. Mort à deux heures du matin.

N° 19. Une femme âgée de trente-cinq ans, d'une forte constitution, adonnée à la débauche et à des excès de toute espèce, vivant en concubinage avec le malade qui fait le sujet de l'observation précédente, entra à l'ambulance le 17 avril; elle était tombée malade dans la nuit; à son entrée, elle était dans l'état suivant : figure d'un bleu livide, traits tellement altérés qu'elle était méconnaissable, yeux caves, entourés d'un cercle noirâtre, extrémités froides, suppression des vomissemens et dés selles qui avaient été fort abondans, crampes qui ne laissent aucun répit et arrachent des cris à la malade, douleur fixe le long de la colonne vertébrale, oppression. J'appliquai de suite deux moxas sur les côtés de la région dorsale et deux sur les côtés de la région lombaire, et j'administrai vingt gouttes de laudanum et d'éther en une seule prise. Demi-heure après, je donnai encore quinze gouttes de chaque. Peu de temps après, mieux sensible, diminution notable des crampes, peau moins froide. (Infusion de mélisse avec dix gouttes d'acétate d'ammoniaque dans chaque tasse, potion anti-spasmodique avec laudanum et éther, deux demi-lavemens avec décoction de graine de lin et de tête de pavot et six gouttes de laudanum dans chaque, frictions sur tout le corps avec le liniment hongrois.) Le soir, la chaleur était un peu rétablie, les crampes avaient cessé, le pouls était redevenu sensible au toucher, mais il était extrêmement concentré, la langue était sèche, la face conservait une teinte bleue, la malade éprouvait du malaise et de l'anxiété.

Le 18, mieux sensible, sous quelques rapports, cessation des crampes, retour de la diarrhée, l'estomac ne peut supporter aucune boisson, la couleur bleue est cependant moins intense, la sécrétion des urines est ré-

tablie, la voix a repris de la force, la peau
est chaude, le pouls plus développé. Le soir,
la malade est moins bien, la couleur bleue
de la face a repris de l'intensité, le pouls est
plus concentré que le matin, les crampes
sont revenues. (Eau de gomme, trois demi-
lavemens émolliens avec six gouttes de laudanum dans chaque, frictions avec le liniment
hongrois, vésicatoire à chaque jambe.)

Le 19, diminution de la cyanose, hoquets
fréquens, crampes, cessation des vomissemens et des évacuations alvines, peau chaude,
pouls toujours très concentré, suppression
des urines, céphalalgie. (Eau de gomme,
sinapisme à l'épigastre, trois demi-lavemens
émolliens.) Le soir, la malade paraît moins
faible, le pouls est moins concentré, les
crampes ont cessé, ainsi que les vomissemens, les matières des déjections alvines ont
plus de consistance; elles ressemblent à des
jaunes d'œufs battus, les hoquets continuent,
la peau est fraîche. Abandonnée à elle-même,
la malade tombe dans des rêvasseries avec léger délire.

Le 20, assoupissement, yeux rouges, lar-
moyans, cessation des vomissemens et des
selles, la malade paraît éprouver quelques
crampes, la figure est rouge, la respiration
est profonde, inégale et singultueuse parfois.
On a ouvert une veine à un bras, et on n'a pu
obtenir qu'une palette environ d'un sang très
noir, formant un caillot sans sérum, la malade ne peut rendre compte de son état. Le
soir, on applique derrière chaque oreille
huit sangsues qui procurent une évacuation
abondante de sang; lequel présente les
mêmes apparences que celui qu'on a retiré
par la saignée; la malade tombe dans l'assoupissement et dans le délire, la peau est
chaude, le pouls plus développé que le matin. ( Eau d'orge; lavemens émolliens, vésicatoire à chaque cuisse. )

Le 21, la langue est froide, les yeux sont
profondément enfoncés dans les orbites, le
pouls est redevenu imperceptible, la figure
est bleuâtre, la peau est froide, la malade est
dans un état continuel de délire avec cris et
agitation, elle est sans cesse en mouvement,

elle pousse souvent des gémissemens. Les forces
musculaires conservent encore assez d'énergie.
Le soir, affaissement considérable, respiration profonde, figure rouge, pupilles con-
tractées, symptômes évidens de congestion
cérébrale ( Eau d'orge, potion anodine, lavement, six sangsues derrière chaque oreille.)

Le 22 au matin, agonie, mort.

N° 20. Un homme de quarante-cinq ans,
d'une constitution assez forte quoique de petite taille, exerçant la profession de polisseur
d'acier, entra à l'ambulance le 19 avril. Il
éprouvait depuis quelques jours des vomissemens glaireux avec constipation, tension
douloureuse du ventre, douleurs légères
dans les pieds, chaleur et sécheresse de la
peau, fièvre sans céphalalgie. ( Eau d'orge
miellée, lavemens émolliens avec addition
d'une cuillerée de miel, saignée. )

Le 20, coliques, douleurs dans les lombes,
fréquentes eructations, vomissemens de même
nature que la veille, douleurs à la plante des
pieds, peau chaude, pouls toujours plein et
développé. (Eau d'orge miellée, potion ano-

dine , lavement émollient, 24 sangsues sur
le ventre.)

Le 21 , coliques moins fortes , hoquets que
l'on calme en faisant prendre au malade
quelques gouttes d'éther sur du sucre , la
constipation persiste. Cet homme dit qu'ayant
été dans un état semblable, il y a environ un
an, un purgatif avec l'huile de ricin a
amené un prompt soulagement. Le pouls est
fort , le ventre douloureux dans la région om-
bilicale. (Eau d'orge miellée, huile de ricin
ʒ j 1/2, lavement émollient).

Le 22, l'émulsion avec l'huile de ricin a
déterminé quelques évacuations liquides, le
ventre est toujours douloureux, le pouls est
plus fréquent, mais il a moins de force. (Eau
d'orge gommée, demi-lavement avec décoction de graine de lin et de tête de pavot et
laudanum, gouttes VI.)

Le 23, figure profondément altérée, fréquentes évacuations alvines, de matière liquides et verdâtres, point de vomissement ,
crampes dans les doigts, voix affaiblie, chaleur naturelle de la peau, pouls concentré ,

haleine infecte. (Eau de riz gommée, deux demi-lavemens émolliens avec addition d'amidon et de laudanum, gouttes VI dans chaque, cataplasmes arrosés avec laudanum sur le ventre).

Le 24, coliques sourdes, faiblesse profonde, face altérée, insomnie opiniâtre, suppression d'urines, crampes dans les doigts, douleurs dans les bras, hoquets, diarrhée, matières des évacuations alvines semblables à du bouillon aux herbes. (Eau de gomme; huit sangsues à l'anus, demi-lavement avec décoction de graine de lin et de tête de pavot et amidon, frictions avec le liniment hongrois.

Le 25, fréquentes et abondantes évacuations alvines d'une bile pure, pouls très concentré, peau fraîche, ventre peu sensible à la pression. (Eau de gomme, deux demi-lavemens émolliens avec addition de six gouttes de laudanum dans chaque, frictions stimulantes.) Le soir, le malade paraît moins affaissé, les coliques sont moins fortes et les évacuations sont moins abondantes.

Le 26, sensibilité extrême à l'épigastre,

quatre selles depuis la veille au soir, point
d'envies de vomir, peau fraîche, pouls concentré, langue couverte d'un enduit jaunâtre.
Point d'émission d'urines depuis trois jours.
( Eau de gomme, dix sangsues à l'épigastre,
deux demi-lavemens avec amidon et laudanum, six gouttes dans chaque, le soir, potion
anodine, cataplasme arrosé avec laudanum
sur le ventre. — Mort à deux heures du
matin.

N° 2 1. Un porcelainier âgé de trente-cinq
ans, fut conduit à l'ambulance de Conflans,
le 23 avril. Il était environ midi, lorsque
passant par la nouvelle rue des Carrières je
fus appelé pour voir cet homme; il était
alors dans l'état suivant : cyanose très prononcée, voix éteinte, crampes, vomissemens
d'un liquide aqueux, selles de même nature,
absence totale du pouls.—L'invasion avait eu
lieu dans la nuit, elle avait été précédée pendant plusieurs jours de malaise avec dévoiement et sentiment d'embarras dans la région
épigastrique. Avant son entrée à l'ambulance,
le malade avait été mis à l'usage d'une infusion

de camomille pour boisson ; on donnait par
cuillerées une potion anti-spasmodique, et
on faisait des frictions irritantes sur tout le
corps. A trois heures je le revis à l'ambulance, il y avait alors une légère chaleur
à la peau qui était recouverte d'une sueur
gluante; les vomissemens, les déjections alvines avaient cessé, la cyanose persistait, le
malade éprouvait des douleurs dans toute la
région épigastrique, les yeux étaient caves,
la voix toujours éteinte. (Infusion de mélisse
avec six gouttes d'acétate d'ammoniaque dans
chaque tasse, potion anti-spasmodique avec
laudanum et éther, de chaque vingt gouttes,
frictions sur tout le corps avec le liniment
hongrois. )

Le 24, les vomissemens n'avaient pas reparu, il y avait eu plusieurs évacuations alvines de matières aqueuses, depuis la veille.
La douleur épigastrique avait cessé, le malade se plaignait d'un sentiment d'embarras
avec légères douleurs dans le bas-ventre; les
yeux étaient toujours caves, la teinte bleue
était en partie dissipée, la langue était gri-

sâtre au milieu, rouge sur les bords, les crampes avaient cessé, la sécrétion des urines qui avait été interrompue commençait à se rétablir, la voix était toujours voilée, le pouls peu développé, moins concentré cependant que la veille. Le malade éprouvait un fréquent désir de boire. (Eau de gomme, douze sangsues à l'anus, demi-lavement avec décoction de graine de lin et de tête de pavot.) Le soir, le malade était très faible, il pouvait à peine parler, les yeux étaient très caves, la diarrhée avait cessé, le pouls avait repris du développement.

Le 25, mieux seusible, voix moins voilée, pouls plus développé que la veille, chaleur douce de la peau, regard moins abattu, le malade avait de fréquens hoquets. (Mêmes boissons que la veille, sinapismes aux mollets, mêmes frictions, cataplasmes sur le ventre). Le soir, le mieux avait fait des progrès, la voix était presque revenue à son timbre ordinaire, les hoquets avaient cessé, la sécrétion des urines n'était cependant pas encore rétablie.

Le 26, légère céphalalgie, figure bonne, teint presque naturel, langue toujours recouverte d'un enduit grisâtre et glutineux au milieu, rouge sur les bords et à la pointe, cessation presque complète des douleurs épigastriques et abdominales. Émission d'urines pendant la nuit précédente, chaleur naturelle de la peau, pouls développé.

Le 27, le mieux se soutenait. Dès ce jour, on commença à donner des alimens, le rétablissement fut prompt et le malade sortit parfaitement rétabli le 5 mai.

L'homme qui fait le sujet de cette observation était le père de l'enfant dont l'observation est rapporté ci-avant n° 8, et le mari de la femme qui fait le sujet de l'observation suivante:

N° 22. Cette femme âgée de trente ans, d'une constitution chétive, et que je trouvai chez elle donnant des soins à son mari et à son enfant, entra avec eux à l'ambulance le 23 avril; elle avait eu trois selles liquides dans la matinée et n'éprouvait autre chose qu'un sentiment de fatigue; elle allaitait un enfant de deux mois.

Le 24, la diarrhée avait continué, les matières rendues étaient liquides et jaunâtres. A huit heures du matin, elle se plaignait d'étourdissemens et de battemens dans la tête; symptômes qu'elle disait d'ailleurs éprouver depuis plusieurs jours; elle avait des palpitations de cœur, la chaleur de la peau était naturelle, le pouls était fréquent et concentré, elle avait des crampes légères dans un mollet. Quand je la revis le soir, elle avait vomi plusieurs fois dans la journée, les traits de la face étaient profondément altérés, la diarrhée continuait, les matières rendues étaient liquides et blanchâtres, il y avait un refroidissement général avec sentiment d'engourdissement dans la tête, le pouls était imperceptible au toucher, les yeux étaient enfoncés dans les orbites et entourés d'un cercle bleuâtre. ( Eau de riz gommée, six sangsues derrière chaque oreille, deux demi-lavemens avec décoction de graine de lin et de tête de pavot et amidon, frictions avec le liniment hongrois, application de laines chaudes sur le corps, sinapismes aux mollets.) Rien ne put

arrêter les progrès du mal et la malade succomba dans la nuit.

N° 23. Un homme de vingt-cinq ans,
d'une taille très élevée, d'une assez forte constitution , vivant dans l'aisance ; fut pris
le 29 avril des symptômes les plus effrayans
du choléra. L'ayant visité le soir , je le trouvai dans l'état suivant : cyanose générale,
crampes très fortes, très douloureuses et
presque continues, froid cadavérique de
tout le coprs , pouls imperceptible au toucher, extinction complète de la voix, dyspnée telle qu'il y avait réellement imminence de suffocation, impossibilité d'obtenir du sang de plusieurs veines qui furent
ouvertes en ma présence.

Ce malade que je vis plusieurs fois et qui
fut soigné par M. Desrioux, fut traité par la
méthode anti-phlogistique dans toute sa pu-
reté. (Saignées, sangsues, glace, sinapismes.)
La réaction commença à s'établir dans la
nuit et le malade fut bientôt, sinon hors de
danger, dans un état, au moins, qui pouvait
donner des espérances, lesquelles d'ailleurs

ne tardèrent pas à se réaliser. — La convalescence fut longue, l'estomac présenta long-
temps des symptômes annonçant une susceptibilité extraordinaire. Pendant long-temps
aussi, le malade éprouva de temps en temps
des douleurs dans les membres avec sen-
sation de froid et quelquefois des crampes.
Deux fois même, je fus appelé pour lui donner des soins, et chaque fois, je le trouvai
dans un état qui pouvait donner les plus
grandes craintes de voir se renouveler les accidens dont il s'était si heureusement tiré,
crampes, commencement de cyanose, refroidissement, oppression, concentration du
pouls, vomissemens, diarrhée ; ces accidens
cédèrent chaque fois d'une manière très
prompte à de larges saignées.

Je dois à la vérité de déclarer que de tous
les cholériques que j'ai vus, aucun n'a été
dans un état plus alarmant que celui dont il
est ici question. J'avoue même que je me
croyais induit en erreur lorsque j'appris, le
lendemain matin du jour de l'invasion, que

non-seulement il n'avait pas succombé , mais qu'il était mieux.

Le jour même où l'individu qui fait le sujet de l'observation précédente fut pris du choléra , je fus appelé aux Carrières , pour voir un ouvrier de la fabrique de porcelaine , homme d'une trentaine d'années environ , lequel présentait cet ensemble de symptômes cholériques qui, d'après la malheureuse expérience qu'on avait acquise depuis l'invasion de l'épidémie, annonçaient une terminaison funeste, il n'en fut cependant point ainsi, et l'issue fut aussi heureuse que dans le cas précédent, cet homme fut traité par les boissons stimulantes et sudorifiques , les potions antispasmodiques avec laudanum et éther, les frictions irritantes , les sinapismes , etc....

N° 24. Un garçon de vingt-sept ans, d'une taille moyenne, d'une constitution très forte, domestique de M. le curé de Conflans, fut pris, le 22 juin à onze heures du soir, de déjections alvines abondantes et de vomissemens ; il avait le dévoiement depuis plusieurs jours, il s'était plaint dans la journée de douleurs dans les membres : cet état ne l'avait cependant pas empêché de souper. A une heure du matin, froid glacial de tout le corps, peau généralement recouverte d'une sueur froide, gluante, absence complète du pouls, oppression très forte, figure tellement altérée que le malade était, on pouvait le dire sans exagération, devenu méconnaissable ; yeux caves entourés d'un cercle livide, point d'envie de vomir, abondantes évacuations alvines d'un liquide aqueux, blanchâtre, inodore, point de coliques, voix éteinte, langue blanche et froide, cessation des crampes qui avaient été très fortes au début, sentiment de fatigue générale, jactation continuelle des membres, suppression des urines. Un lavement avec une décoction de ratanhia arrêta presque subitement le dévoiement. Je fis une large ouverture à une veine de chaque bras, desquelles il ne sortit que deux palettes environ d'un sang extrêmement noir, formant promptement un coagulum semblable à de la gelée de groseille et contenant très peu de

6

serum : pour obtenir cette petite quantité
de sang, il fallut en quelque sorte pétrir le
bras. Le malade se plaignait d'une douleur
occupant toute la partie supérieure du ventre,
et suivant en quelque sorte les attaches du
diaphragme, douleur à laquelle il attribuait la
gêne qu'il éprouvait pour respirer ; il se plaignait d'un sentiment d'ardeur à l'intérieur, et
était tourmenté par une soif inextinguible.
( 20 sangsues à l'épigastre, potion anti-spasmodique avec éther et laudanum, de chaque
vingt gouttes, et acétate d'ammoniaque, infusion de fleurs de sureau pour boisson. ) L'estomac supportait les boissons sans les rejeter.
Le malade demanda plusieurs fois à manger.
La réaction ne s'établit pas, l'oppression continua, la cyanose devint plus intense, et la
mort eut lieu, le lendemain, à six heures du
soir.

Il est à remarquer que chez ce malade,
comme chez quelques-uns de ceux dont nous
avons rapporté les observations, les forces
musculaires conservèrent une intensité que
n'aurait pu faire soupçonner l'ensemble des

symptômes. Appelé une heure après la mort, pour constater le décès, j'observai que le corps présentait une chaleur qu'il avait été impossible d'établir depuis le début de la maladie jusqu'à la fin.

N° 25. Une femme de quarante-sept ans, demeurant à Charenton-Saint-Maurice, éprouvait, depuis plusieurs jours, des envies de vomir, suivies quelquefois de vomissemens, et du devoiement. Appelé pour la voir le 28 juin au matin, j'appris que dès la veille elle avait eu des crampes; elle présentait d'ailleurs les symptômes suivans : vomissemens d'un liquide aqueux d'une couleur verte, diarrhée, crampes, oppression, sentiment de gêne et de douleur dans les deux côtés de la poitrine, pouls concentré, peau conservant de la chaleur; j'ouvre une veine à un bras, le jet de sang s'interrompt bientôt, ou ne se rétablit que pour quelques secondes, encore faut-il fortement comprimer le bras, il coule ensuite goutte à goutte : cependant il en sort environ deux palettes; ce sang est très noir et épais, il est même légèrement filant, la langue est froide.

( Eau de gomme, sangsues sur l'épigastre, sinapismes aux jambes. ) Je revois la malade au bout de quelques heures, les symptômes ont augmenté d'intensité, l'estomac ne peut rien supporter, le dévoiement continue, la peau est généralement froide, le pouls a complètement disparu, la figure est profondément altérée, la voix est éteinte. ( Glace à l'intérieur, lavement avec décoction de ratanhia. )

Le dévoiement s'arrêta, mais les vomissémens continuèrent, la peau reprit un peu de chaleur, le pouls se rétablit, mais faiblement. Il survint des hoquets presque continuels; l'oppression persista, même quand on pouvait concevoir quelque espoir de salut. La sécrétion des urines s'était rétablie, les crampes avaient cessé, l'évacuation menstruelle avait eu lieu pendant la maladie. Les sinapismes, les vésicatoires, la glace à l'intérieur, les potions anti-spasmodiques, plusieurs applications de sangsues, ne purent sauver la malade; des symptômes de congestion cérébrale se manifestèrent, et elle succomba le 6 juillet.

N° 26. Un jardinier, âgé de dix-neuf ans, d'une forte constitution, fut pris le 14 août d'une diarrhée avec douleurs de ventre et altération profonde des traits de la face, les matières évacuées par les selles, présentaient toutes les apparences des évacuations colériques. Des sangsues à l'anus, de l'eau de riz gommée pour boisson, des demi-lavemens avec décoction de graine de lin et de tête de pavot avec addition d'amidon et de quelques gouttes de laudanum, firent promptement cesser ces symptômes qu'on attribuait à l'habitude qu'avait le malade de boire beaucoup d'eau froide, ayant très chaud.

Le 24 août, je fus appelé de nouveau pour visiter ce jeune homme qui, me dit-on, avait continué, comme par le passé, à boire beaucoup d'eau froide. Il avait été pris le matin de vomissemens, de diarrhée et de crampes. Lorsque je le vis, ces symptômes persistaient, tout le corps était froid, le pouls était extrêmement concentré, il éprouvait une grande difficulté pour respirer, il se plaignait d'un sentiment de poids insupportable sur les pa-

rois de la poitrine. Il avait eu plusieurs syn-
copes, avant mon arrivée, l'estomac ne pouvait supporter aucune boisson ; la sécrétion
des urines ne se faisait plus, les matières rendues par les selles consistaient en un liquide
d'un blanc trouble. La figure était profondément altérée, la langue froide, mais les mains
et les avant-bras seuls présentaient une teinte
bleue manifeste. Les crampes étaient fréquentes et douloureuses. J'ouvris de suite
une veine à un bras, mais je ne pus obtenir
que deux palettes environ d'un sang noir et
épais qui sortait avec peine, le malade eut
une syncope. Je fis appliquer une quinzaine
de sangsues à l'anus, et je prescrivis de la limonade à la glace, pour boisson, des demi-
lavemens avec décoction de ratanhia et des
sinapismes aux mollets.

Il est à remarquer que chez ce jeune homme,
les avant-bras et les mains conservèrent une
teinte bleue et restèrent froids, ainsi que la
langue, même long-temps après que la circulation se fut rétablie et que le pouls fut revenu à son état naturel. L'estomac pendant

long-temps aussi fut le siége d'une très grande susceptibilité, et de temps en temps il survenait des vomissemens peu abondans de matières glaireuses mêlées de bile. La convalescence fut longue, la sécrétion des urines ne se rétablit que lentement. Le malade fit pendant le cours de sa maladie des écarts de régime en alimens et en boissons qui n'eurent d'autres suites que de déterminer des coliques avec dévoiement et d'entretenir la susceptibilité de l'estomac. Il survint dans la convalescence plusieurs furoncles extrêmement volumineux aux cuisses et un engorgement considérable des glandes de l'aine : engorgement qui mit le malade pendant long-temps dans l'impossibilité de quitter le lit.

N° 27. Une femme délicate, nerveuse, âgée d'environ trente-cinq ans, d'une santé débile, souffrant tantôt de la tête, tantôt de la poitrine, sujette à des crachemens de sang, et éprouvant de fortes coliques aux époques des règles, fut prise du choléra le 28 août. Depuis plusieurs jours, elle attendait ses règles, elle éprouvait des douleurs de ventre

ainsi que cela lui arrivait à cette époque, elle
était constipée. Deux ou trois jours avant le
début de la maladie, elle s'était purgée avec
de l'huile de ricin qui avait déterminé deux
ou trois selles sans pour cela faire cesser les
coliques.

Le 28 au matin, dévoiement, à trois heures
de l'après-midi, vomissemens, continuation
du dévoiement, matières évacuées présentant
tous les caractères des évacuations cholériques, crampes fréquentes et fort douloureuses, pouls très concentré, refroidissement,
figure profondément altérée, cyanose légère,
suppression des règles qui avaient paru le
matin. ( Sangsues à la vulve, sinapismes aux
jambes, lavement avec décoction de ratanhia, eau de gomme.) A sept heures du soir,
disparition complète du pouls, yeux enfoncés, éteints, cessation des vomissemens, de
la diarrhée et des crampes. (Saignée du bras
qui ne produisit avec beaucoup de peine
qu'une palette de sang environ, sangsues à l'é-
pigastre, corps presque entièrement couvert
de moutarde. ) Dyspnée considérable, suffo-

cation imminente, la malade était continuellement en mouvement, faisant des efforts continuels pour inspirer quelques gorgées d'air.
Elle fut tourmentée dans les derniers instans
de son existence par des envies d'uriner
qu'elle ne pouvait satisfaire; elle expira à huit
heures du soir, ayant conservé presque jusqu'au dernier moment l'intégrité de ses facultés intellectuelles.

N° 28. Je fus appelé le 31 août à Saint-
Maur, pour voir une dame de cinquante à
cinquante-cinq ans, qui avait le dévoiement
depuis la veille au soir. Quelques jours avant,
elle avait eu la même indisposition qui, après
s'être arrêtée, avait reparu, après un lavement
avec décoction de graine de lin et de tête de
pavot. Le 31, les matières évacuées étaient
liquides et semblables à une décoction de riz
légèrement teinte de vert, il n'y avait d'ailleurs ni coliques, ni vomissemens, la malade
se plaignait de tintemens d'oreilles; *elle ne
pouvait*, disait-elle, *s'entendre parler*; il y
avait de l'oppression avec un sentiment de
gêne s'étendant de l'épigastre aux parties laté-

rales de la poitrine; la voix commençait à
s'altérer, la chaleur de la peau était douce,
le pouls était naturel. (Saignée de bras, lavement avec décoction de ratanhia, eau de riz
gommée. ) Malgré l'emploi de ces moyens, la
maladie continua sa marche, et la malade
succomba dans la nuit, après avoir présenté
les symptômes du choléra-morbus le plus
intense.

Il serait sans doute à désirer, pour avoir une
histoire exacte du choléra épidémique, qu'on
eût des renseignemens précis sur le nombre des
individus qui en ont été atteints, dans chaque
localité; mais il est aisé de concevoir qu'il n'é-
tait guère possible d'arriver à quelque chose
de positif sur ce point; comment, en effet,
cela aurait-il pu se faire autrement dans un
temps où tous les médecins, accablés d'occu-
pations et harassés de fatigue, ne pouvaient
pas toujours prendre note de ce qu'ils
avaient vu dans la journée, et encore moins

se communiquer réciproquement leurs observations, le temps de chacun se trouvant
pris par des devoirs dont l'accomplissement
ne pouvait se remettre.

Les seules données statistiques que je puisse
présenter ici sont celles qui ont rapport aux
décès.

| | individus. | hommes. | femmes. |
|---|---|---|---|
| Aux Carrières | 33 | 12 | 21 |
| A Charenton | 11 | 6 | 5 |
| A Conflans | 4 | 2 | 2 |
| A S$^t$-Maurice | 9 | 6 | 3 |
| | 57 | 26 | 31 |

Parmi les six hommes morts du choléra,
dans la commune de Saint-Maurice, deux
appartenaient à la maison royale de Charenton; l'un était attaché à cet établissement
comme portier de l'un des quartiers, l'autre
était pensionnaire; le 1$^{er}$ vieux militaire, se
livrant à de fréquens excès de boisson, n'avait
rien changé à ses habitudes pendant le cours
de l'épidémie, et il était dans un état conti-

nuel d'ébriété depuis huit jours, lorsqu'il fut
pris des premiers symptômes du choléra.
Quelques instans avant, il montrait une demi-bouteille d'eau-de-vie à un de ses cama-
rades en lui disant : « *Tiens , le voilà le
choléra.* » On peut dire que cet homme
passa brusquement et sans état intermédiaire
de l'ébriété au choléra. Quant au second,
le début du choléra n'eût rien eu de plus
surprenant chez lui que chez le premier,
s'il eut été dans cette classe d'aliénés dont il
a été question plus haut, et qu'on est obligé
de loger dans ces quartiers dont eux-mêmes
augmentent encore l'insalubrité ; mais il n'en
était point ainsi, c'était un homme en dé-
mence depuis fort long-temps, se tenant cependant proprement, ne mangeant que les
alimens qu'on lui servait, et habitant un quartier de l'établissement qui ne laisse rien à désirer sous le rapport de la salubrité.

A Charenton, ainsi qu'à Paris, l'épidémie
eut ses phases d'intensité et de diminution,
bien que depuis le 7 avril jusqu'au commencement de septembre, il y ait eu presque

constamment des cholériques dans ce pays; voici cependant à peu près la marche qu'elle suivit : de la fin de mars au 7 avril, commencèrent à s'observer, soit comme formant en quelque sorte des affections essentielles, chez quelques individus, soit comme complications de certaines maladies chez d'autres, des symptômes insolites annonçant une prédisposition marquée à des désordres abdominaux, avec trouble dans le système nerveux. Ainsi, comme il a été dit plus haut, survinrent des vomissemens et des diarrhées, avec crampes dans les membres et refroidissement. Du 7 avril au 15 mai, le choléra fit un grand nombre de victimes : ce fut même dans cet espace de temps qu'il sévit avec le plus de fureur; du 15 au 30 mai, le décroissement fut tel qu'on se croyait délivré. — Du 30 mai au 2 juin, quelques individus furent frappés.—Du 2 juin au 16, il n'y eut point de nouveaux malades; le 16 juin, l'epidémie reparut, et depuis cette époque jusqu'au 6 septembre, tantôt, pendant plusieurs jours de suite, tantôt, après des intervalles de 4, 5, 6,

7, et 8 jours au plus, on vit survenir de nouveaux cas, soit un, soit deux, trois et même
quatre par jour.

---

§ V. CONSIDÉRATIONS GÉNÉRALES SUR LE
CHOLÉRA-MORBUS ÉPIDÉMIQUE.

Quand, d'une part, on jette un coup d'œil
sur l'ensemble des symptômes qui caractérisent la maladie dont nous venons de rap-
porter quelques exemples, et que de l'autre
on se reporte sur ce qui en avait été dit et
écrit avant son invasion, on voit qu'il était
impossible d'en avoir une idée exacte avant
de l'avoir observée, et après l'avoir vue, on
a peine à concevoir comment, depuis plusieurs années qu'elle ravageait l'Europe, et
que des relations en avaient été publiées par
des médecins qui l'avaient observée dans les
pays qu'elle ravageait, le nom du *choléra-
morbus* lui était resté. Cette dénomination
vicieuse avait amené cette erreur, préjudi-

ciable pour la pratique, que le choléra-morbus sporadique de nos climats, et le choléra-
morbus épidémique n'étant qu'une seule et
même maladie, ils devaient être combattus
par les même moyens. Il suffit cependant de
comparer les principaux symptômes de ces
deux maladies pour voir combien elles diffèrent l'une de l'autre.

Un début presque subit, ou tout au moins
ayant lieu peu de temps après l'ingestion d'a-
limens de mauvaise nature, des douleurs ordinairement vives dans la région de l'estomac
et des coliques, des vomissemens fréquemment répétés de matières ordinairement bi-
lieuses, des évacuations alvines également
fréquentes, des crampes dans les membres,
une prompte décomposition des traits de la
face, un froid général avec décoloration de
la peau qui se couvre d'une sueur visqueuse,
une concentration extraordinaire du pouls,
des urines rares; tels sont en général les
symptômes qui caractérisent le choléra-morbus sporadique, maladie qui, quelque effrayante
qu'elle soit, est cependant loin d'avoir une

issue aussi souvent funeste que le comporte-
rait sa gravité apparente. Ajoutons encore à
ceci que soit que les vomissemens et les évacuations alvines cessent spontanément, ou
que cette cessation soit due aux efforts de
l'art, toujours est-il qu'elle annonce la fin de
la maladie et un prompt retour à la santé; je
dis un prompt retour, car la rapidité de la
convalescence à là suite du choléra-morbus
sporadique a vraiment quelque chose de surprenant, surtout quand on considère la
promptitude et l'intensité des désordres survenus dans l'économie pendant la courte durée de cette maladie.

Dans le choléra-morbus épidémique, les
choses ne se passent pas ainsi, et la différence
qui commence avec le début s'étend jusqu'à
la convalescence. Dans celui-ci, en effet, le
début n'est le plus ordinairement point subit, il n'arrive qu'après plusieurs jours d'une
santé incertaine, d'un état de malaise pendant la durée duquel les malades se plaignent
particulièrement d'un sentiment d'embarras
et de pesanteur dans la région de l'estomac,

de coliques sourdes avec diarrhée; ces symptômes sont d'ailleurs si peu intenses que les
malades, ainsi que nous l'avons dit précé-
demment, ne croient devoir rien changer à
leur régime. Après ces prodromes, vient la
maladie. Il est bien vrai que, dans le cours de
cette dernière, il y a des évacuations abondantes et fréquentes, ainsi que cela a lieu
dans le choléra sporadique, et que ces évacuations sont accompagnées de douleurs et
de crampes dans les membres, mais sous ce
rapport même, il existe entre ces deux maladies des différences non moins sensibles.
Les matières vomies et celles qui sont évacuées par les selles dans le choléra-morbus
épidémique, outre qu'elles sont plus abondantes, le plus ordinairement aussi sont ex-
pulsées avec moins de douleurs. Sans doute
on voyait beaucoup de cholériques donner
des signes de souffrances insupportables;
mais elles avaient moins leur siége dans l'estomac et l'abdomen, qui n'en étaient cependant
dant point exempts que dans les membres :
en un mot, les vomissemens, outre qu'ils sont

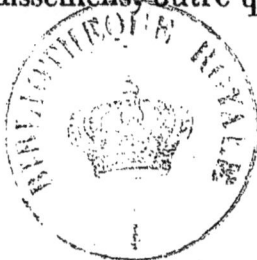

plus abondans dans le choléra-morbus épidémique que dans le choléra-morbus sporadique, présentent encore cela de particulier que
dans le premier, ils ont lieu avec moins de
douleurs d'estomac, souvent même on les a
vus n'être accompagnés d'aucune douleur, et
venir dissiper un sentiment de malaise et
d'embarras qui les précédait.

Souvent encore dans le choléra-morbus
épidémique, les malades ne pouvaient supporter la moindre quantité de boisson, même la
plus douce, l'épigastre n'était cependant pas
douloureux, et rien autre chose que les vomissemens ne décélait cette extrême susceptibilité de l'estomac. Enfin les matières vomies de même que celles qui sont évacuées
par les selles, présentent des caractères tels,
qu'elles servent en quelque sorte de type de
comparaison, et que dans les pays où l'épidémie a régné, les médecins n'emploient plus de
périphrase pour décrire les liquides évacués
par les vomissemens et par les selles, mais
se bornent à les désigner sous la dénomination
d'*évacuations cholériques.*

Si dans les symptômes par lesquels les deux maladies dont il s'agit ici ont quelque analogie, il existe déja une différence notable; cette différence devient bien plus sensible encore quand on les envisage sous d'autres rapports.

Tous les médecins qui ont observé le choléra-morbus sporadique et qui ont écrit sur cette maladie, ont signalé la prompte altération des traits de la face, et l'amaigrissement non moins rapide qui font qu'en quelques heures les malades deviennent entièrement méconnaissables, ils parlent de la couleur *jaune* ou de l'*extrême pâleur* que prend la peau, mais aucun ne fait mention de la colorisation bleue, phénomène si remarquable, qu'il n'est pas à croire qu'on l'aurait observé sans le noter.

On range parmi les symptômes du choléra-morbus sporadique la diminution considérable des urines; ce phénomène qui s'observe dans tous les cas où d'autres évacuations sont plus abondantes que dans l'état ordinaire, a lieu également dans le choléra-morbus épidémique, mais ici ce n'est plus une

simple diminution mais bien une cessation
complète dans la sécrétion ; cessation qui persiste même plus ou moins long-temps après la
disparition des grandes évacuations, soit que
la maladie marche vers une terminaison heureuse, soit qu'elle se termine par la mort.

Dans le choléra-morbus sporadique, comme
dans toutes les affections très aiguës du ventre,
et qui sont si souvent accompagnées de tendance à la syncope, le pouls devient plus ou
moins concentré, mais on n'a jamais dit que
le trouble de la circulation fût porté jusqu'à
la cessation entière du battement des artères;
c'est cependant ce qu'on observe dans tous
les cas graves du choléra-morbus épidémique, et, chose digne de remarque, c'est
qu'avec cette absence totale du pouls, et lorsqu'on ne sent plus dans la région du cœur
qu'un léger frémissement, qu'encore on ne
perçoit qu'en apportant la plus grande attention, les malades conservent souvent avec
l'intégrité de leurs facultés intellectuelles une
sorte d'énergie musculaire qui leur permet de
se mouvoir dans leur lit, et même d'en sortir.

*Absence totale du pouls*, voilà donc encore un symptôme qui n'appartient pas au choléra-morbus sporadique.

Que par suite de l'état de prostration qu'a-mène promptement le choléra-morbus sporadique, de même que certaines affections abdominales très aiguës, la respiration soit plus ou moins gênée, cela se conçoit et s'explique, mais un symptôme presque constant et même caractéristique du choléra-morbus épidémique est la dyspnée ; on a même vu cette dyspnée exister sans que les symptômes abdominaux fussent très intenses. Il semblerait que dans cette affection, le diaphragme, ainsi que tous les autres muscles du tronc qui servent à la respiration, fussent affectés spasmodiquement, comme le sont les muscles des membres. On a vu des malades qui n'éprouvaient que quelques symptômes qu'on pouvait regarder comme les prodromes de la maladie régnante au nombre desquels cependant s'observaient presque toujours des douleurs ayant leur siége dans les muscles de la poitrine. Quant à ceux chez lesquels la maladie était bien caractérisée, on a toujours remarqué une dyspnée portée quelquefois jusqu'à imminence de suffocation. Souvent aussi ce symptôme prédominait, et était le seul dont les malades se plaignissent. Ce symptôme, la dyspnée, établit donc encore une différence incontestable entre le choléra-morbus épidémique où elle figure en quelque sorte comme symptôme essentiel, et le choléra-morbus sporadique où elle est généralement peu prononcée et dans lequel elle ne s'observe guère que comme symptôme secondaire.

Nous avons signalé plus haut la rapidité avec laquelle marche la convalescence du choléra-morbus sporadique ; sous ce rapport encore il existe entre ce dernier et le choléra-morbus épidémique une différence non moins sensible que les précédentes. On a vu en effet la convalescence de celui-ci être presque constamment traversée et ralentie par divers troubles dans l'action des organes digestifs et par une foule d'accidens nerveux qui rappelaient plus ou moins ceux qu'on avait observés pendant la maladie, d'où suivaient une

lenteur extrême dans le rétablissement de la
santé et des rechutes, ou tout au moins une
prédisposition prochaine au retour de la maladie.

Il est donc bien évident que la maladie qui
a régné épidémiquement en 1832 diffère essentiellement du choléra-morbus sporadique.
Peut-on la comparer au choléra-morbus Indien ? Sauvages, qui fait mention de ce dernier, d'après le récit de Dellon, ( voyage aux
Indes orientales) lui assigne les caractères
suivans : « soif ardente, céphalalgie, agita-
« tion, fièvre, délire, flux de ventre, vo-
« missemens, pouls fort et inégal, urines
« rouge et blanche , mais toujours lim-
« pides. » Y a-t-il dans cette description,
qui cependant a été prise sur les lieux, si on
en excepte le flux de ventre et les vomissemens, accidens d'ailleurs si communs à d'autres maladies, rien qui rappelle le choléra
épidémique? si l'identité de ce dernier avec le
choléra-morbus sporadique ne peut être admise, à plus forte raison ne peut-on voir en
lui le choléra-morbus Indien, et ici le manque

de toute analogie est trop évident, pour qu'il soit nécessaire d'entrer dans un examen comparatif des symptômes, pour établir cette seconde proposition que la maladie épidémique qui a exercé tant de ravages en 1832, et qu'on a désignée sous le nom de choléra-morbus, n'est point le choléra-morbus de l'Inde. Une grande question divise les médecins depuis plusieurs années : cette question revenait naturellement à l'occasion du choléra. On conçoit que c'est de la contagion qu'il s'agit ici. Le choléra-morbus épidémique est-il contagieux ou ne l'est-il pas ? Quelques médecins se sont prononcés pour l'affirmative, d'autres, et nous partageons entièrement leur opinion, pensent qu'il ne l'est pas. Quelques-uns enfin n'osant point se décider, ont dit qu'il y avait des faits qui semblaient établir la contagion et d'autres qui la contredisaient ouvertement.

Si on appelle contagieux un état morbide qui peut se transmettre à un individu sain avec les caractères qui lui sont essentiels, soit par l'air expiré par le malade, soit par les émanations qui s'échappent de ce dernier, soit par le contact immédiat et même par l'ingestion du sang, des matières rejetées par les vomissemens ou des divers produits de sécrétion, ou enfin par l'inoculation de ces diverses matières, et il nous semble que c'est là étendre, autant que possible, le domaine de la contagion, on ne peut certainement pas dire que le choléra-morbus se soit présenté comme contagieux, pas plus médiatement qu'immédiatement.

Une opinion, si étrange qu'elle soit, lors-qu'elle s'accrédite, mérite toujours d'être soumise à un examen sévère et approfondi, parce qu'elle repose nécessairement sur une somme de faits ou de raisons, auxquels il faut bien supposer quelque valeur. Pour ce qui est du choléra, l'étendue de ses ravages, la promptitude avec laquelle on l'a vu se propager d'invidus à individus quand il se manifestait dans une ville ou dans un quartier, et enfin certaines circonstances de son mode de propagation, pouvaient, il faut en conve-

nir, justifier l'opinion qui en faisait une maladie contagieuse; mais à côté des faits sur
lesquels reposait cette opinion, faits qui
s'expliquent et se conçoivent d'ailleurs sans
qu'il soit nécessaire de recourir à la contagion, combien sont plus nombreux ceux
qui lui sont opposés.

On a vu le choléra-morbus épidémique
attaquer successivement tous les membres
composant une famille, on a vu dans des
quartiers qui jusqu'alors en avaient été pré-
servés, cette maladie se déclarer après l'arrivée d'un individu qui en était atteint; on l'a
vue enfin attaquer ceux qui avaient donné
des soins à des cholériques. Tels sont à peu
près les faits sur lesquels s'appuient les fau-
teurs de la contagion.

Dans ce que nous avons dit plus haut sur
la marche de l'épidémie, nous avons signalé
un fait qui n'a point échappé à un grand
nombre de médecins, et sur lequel nous
sommes forcé de revenir ici.

Il est certain que l'invasion de l'épidémie
avait été précédée d'affections essentielles ou

de symptômes secondaires tout-à-fait insolites dans certaines maladies ; affections ou
symptômes ayant une affinité telle avec le
choléra, qu'ils pouvaient en quelque sorte en
être considérés comme les rudimens. Il existait donc une prédisposition particulière, et
dont nous ne prétendons assigner ni la nature, ni le siége, ni la source ; cette prédisposition était telle, que les maladies peu nom-
breuses et peu fréquentes d'ailleurs qui se
sont montrées pendant l'épidémie ont été
toutes ou presque toutes compliquées de
symptômes de choléra; on voyait ce dernier
se développer sous l'influence de certains
agens thérapeutiques dont l'action d'ailleurs
est fort douce, et quand ils étaient administrés dans des cas où rien ne semblait en
contr'indiquer l'emploi : c'est ainsi que nous
avons vu survenir une diarrhée cholérique
chez une jeune fille convalescente d'une rougeole et à laquelle on avait donné une once
d'huile de ricin ; un choléra bien décidé et
suivi de mort chez un homme qui éprouvait,
depuis plusieurs jours, des coliques qui sem-

blaient tenir à une constipation opiniâtre, et
qu'on avait purgé par le même moyen
( N°. 20. ).; des évacuations alvines d'une
abondance et d'une fréquence alarmantes et
présentant tous les caractères de celles qu'on
observait chez les cholériques à la suite de
l'administration du sulfate de quinine, chez
un homme qui était atteint d'une fièvre tierce.
Cette prédisposition enfin ne s'observait pas
seulement dans l'état de maladie, elle était si
générale que tant qu'a duré l'épidémie, il est
peu de personnes de quelque condition so-
ciale que ce soit, qui n'ait éprouvé quelques-
uns des symptômes par lesquels elle se manifestait : en un mot, il existait alors un germe
presque universellement répandu , au développement duquel tout semblait concourir ;
ou, pour rendre plus clairement notre pen-
sée, des causes qui , dans d'autres circonstances, eussent déterminé telle ou telle maladie, agissaient exclusivement sur ce germe
pour lequel elles devenaient autant de principes fécondans.

Cette prédisposition admise , si on tient

compte, d'une part, des appréhensions et de
la terreur qui s'étaient emparées d'un grand
nombre d'esprits, et qui étaient entretenues
par l'idée qu'on avait que le mal était contagieux, d'une autre part, du désespoir dans
lequel se trouvaient un grand nombre de
familles ; si on apprécie enfin l'influence de
ces affections morales qui furent même pous-
sées pendant quelques jours jusqu'à un déran-
gement presque général de la raison , comme
causes de désordres dans les fonctions du
système nerveux et surtout dans celles des
viscères abdominaux , sera-t-il nécessaire
de recourir à la contagion pour expliquer le
mode de propagation du choléra-morbus?
et ces considérations ne viennent-elles pas
donner toute valeur aux faits, d'ailleurs tout
aussi nombreux au moins, qui contredisent la
contagion?

Si on jette un coup d'œil sur les symptômes
qui caractérisent le choléra-morbus épidémique, il est évident qu'ils décèlent une at-
teinte profonde portée sur le système nerveux. Dans cette affection en effet, se re-

trouvent les caractères assignés par Astruc et Sauvages aux maladies dites rachialgies, douleurs abdominales, crampes et contractures dans les membres, douleurs le long de la colonne vertébrale. Quant aux phénomènes d'asphyxie tels que la couleur bleue de la peau, le refroidissement des extrémités ; les caractères particuliers que présente le sang, ils s'expliquent aisément dès qu'on admet un trouble porté dans la portion du système nerveux d'où procèdent :

1° Les nerfs qui, se distribuant aux viscères thoraciques abdominaux, les mettent dans les conditions de sensibilité nécessaires à l'accomplissement des phénomènes de chimie toute vitale qui doivent s'opérer en eux;

2° Les nerfs qui se distribuent aux muscles qui font partie de ces organes ou qui les constituent, de même qu'à ceux qui sont chargés d'exécuter les mouvemens nécessaires à l'exercice de leurs fonctions ;

3° Enfin les nerfs qui donnent aux membres la faculté de sentir et de se mouvoir.

Cette lésion nerveuse a été placée par quelques médecins dans les ganglions du grand sympathique. Mais le trouble seul de ces derniers ne rendrait pas raison de tous les phénomènes qu'on observe dans le choléra-morbus épidémique, et il faudrait nécessairement recourir aux communications anatomiques de ces ganglions avec le système cérébro-spinal. Peut-être dira-t-on que ces communications anatomiques expliqueraient comment les fonctions du grand sympathique étant troublées, ce trouble est ensuite partagé par la moëlle épinière, mais il nous semble qu'on pourrait opposer à ceci : 1° que l'espèce de subordination dans laquelle le système nerveux cérébro-spinal serait à l'égard du grand sympathique, ainsi que le supposerait cette opinion, n'est point du tout démontrée; 2° que l'isolement d'action et d'influence qu'elle supposerait également n'est pas moins hypothétique; 3°, que les organes de la respiration, de la circulation et de la digestion, reçoivent assez de nerfs de l'encéphale proprement dit et de la moëlle épinière, pour qu'on soit naturellement conduit à attri-

buer la plus grande influence à ces nerfs sur
la production des phénomènes respiratoires,
circulatoires et digestifs ; 4° enfin que les
symptômes qui annonçaient une attaque de
choléra intense portaient sur des organes évidemment soumis à l'influence des nerfs ra-
chidiens, et que ce qui pouvait n'être que soup-
çon sur le siége du mal, dans le cas où ce
dernier s'arrêtait, devenait certitude lorsqu'il
se développait.

Au demeurant, quelle que soit celle de ces
deux opinions qu'on adopte, il n'en reste pas
moins évident que le choléra-morbus tel que
nous l'avons observé, consistait essentiellement dans un trouble de l'innervation, mais à
quel mode de lésion se rattache ce trouble, c'est
ce que nous ne prétendons pas décider. L'absence de toute trace de lésion dans le cerveau,
la moëlle épinière ou les nerfs alléguée comme
objection ne serait d'aucune valeur, l'obscurité qui règne sur l'action moléculaire qui
s'exerce en eux dans l'exercice normal de
leurs fonctions n'existe-t-elle pas également
dans une foule de cas qui appartiennent à l'é-

tat morbide. Si cette obscurité dont la nature entoure ses opérations règne dans des phénomènes purement physiques, et pour l'étude desquels nos moyens d'investigations sont bien plus nombreux et bien plus étendus, y a-t-il lieu de s'étonner de la retrouver dans des phénomènes vitaux soit physiologiques, soit pathologiques?

Cette manière d'envisager le choléra-morbus épidémique nous semble d'autant plus naturelle, qu'elle rend parfaitement compte des phénomènes qui caractérisent cette maladie, et qui tiennent principalement au désordre des fonctions respiratoires.

La respiration est une fonction qui ne peut s'exécuter long-temps d'une manière incomplète, surtout lorsque la cause qui amène cette modification agit brusquement. Il est bien vrai qu'on rencontre souvent, en ouvrant des cadavres, des altérations ou des désorganisations telles dans les poumons, qu'on a peine à se figurer que les individus aient pu respirer, et qu'on pourrait en quelque sorte avancer cet étrange paradoxe : qu'il est dou-

teux que les poumons soient indispensables
à la respiration ; mais on sait que ces altérations ne viennent que lentement , et par une
succession de nuances presque imperceptibles;
mais que, dans un cas où tous les organes qui
font partie de l'appareil respiratoire sont dans
l'état physiologique, il survienne tout à coup,
ou tout au moins dans un court espace de temps,
quelque altération qui en gêne l'action de manière à ce que moins d'air soit introduit dans la
poitrine, on voit survenir un état de gêne et d'anxiété dont la durée compromettrait bientôt
l'existence , et qui ne pourrait persister sans
entraîner la mort.

Que le diaphragme ainsi que les autres
muscles, sans le concours desquels la respiration ne peut s'exercer, soient paralysés ou
qu'ils soient , ainsi que les muscles des membres, frappés de crampes, on voit bientôt survenir une dyspnée, qui amène elle-même
d'autres phénomènes semblables à ceux qui
se montraient dans le choléra-morbus épidémique. La respiration ne se faisant qu'incom-
plètement , l'hématose ne peut avoir lieu

que d'une manière incomplète; le cœur qui ne se contracte que sous l'influence stimulante du sang artériel ne chasse plus que faiblement dans toutes les parties un sang stupéfiant et qui le devient de plus en plus. Ce qui arrive dans un membre où la circulation se trouve interrompue par une ligature fortement serrée, a lieu ici dans tout le corps. Il est donc de toute exactitude de dire que les cholériques meurent par asphyxie ; ce n'est point une asphyxie déterminée par un air non respirable ou chargé de principes délétères, mais bien une asphyxie produite par un trouble dans l'innervation, comme celle que déterminent les substances vénéneuses dont l'action se porte spécialement sur la moelle épinière. Le degré seul de ce trouble constitue la gravité plus ou moins grande de la maladie; il peut être tel que la mort survienne en quelques instans, comme aussi il peut arriver ou que les efforts destructeurs agissent plus lentement, ou enfin que l'art puisse, par des moyens efficaces, les anéantir dans leur marche.

En examinant isolément les symptômes du
choléra-morbus épidémique, on ne voit rien,
pour ceux qui dépendent du trouble abdo-
minal, qui s'éloigne de ceux qui accompagnent
les maladies avec lesquelles il a quelque analogie. On sait que les crampes et l'engourdissement des membres accompagnent toutes les
grandes irritations abdominales, de même
que la petitesse et la concentration du pouls.
L'altération profonde et rapide des traits de
la face est encore un des symptômes de ces
sortes d'affections. L'amaigrissement rapide
qui survient, surtout dans les parties qui sont
abondamment pourvues de tissu cellulaire,
suit également d'une manière prompte toutes
les évacuations abondantes, et il n'y a rien de
plus surprenant dans ce qui se passe ici que
dans la rapidité avec laquelle on voit dispa-
raître certaines hydropisies ou certaines leu-
cophlegmaties, sous l'influence des purgatifs
drastiques. La suppression de la sécrétion
urinaire se conçoit encore comme effet de ces
évacuations.

Quant aux autres symptômes du choléra-morbus épidémique, c'est-à-dire à ceux qui en établissent le diagnostic, ils sont évidemment la suite du trouble survenu dans les actes qui concourent à la respiration, et ne diffèrent en rien de ceux qui s'observent dans certaines asphyxies. Des parties dans lesquelles il y a stagnation d'un sang non revivifié sont nécessairement livides et froides. Le sang stagnant dans des canaux en quelque sorte inertes, il est tout naturel qu'il ne s'échappe pas par jets de ces derniers quand on les ouvre, de même aussi que sans avoir recours à des altérations chimiques dans sa composition, altérations qui existent peut-être, mais dont il resterait encore à démontrer les rapports comme causes ou effets, on se rend parfaitement raison des apparences sous lesquelles il se présente pour la couleur et la consistance, quand toutefois il peut sortir des vaisseaux qui le contiennent. Quant à la vacuité du système artériel, la stagnation du sang dans les veines et dans le système capillaire l'explique suffisamment, de même qu'elle rend compte des injections de tissus et des congestions sanguines qui se ren-

contrent après la mort dans certaines mem-
branes ou dans certains organes dont le système vasculaire est naturellement fort développé.

Au milieu de cet ensemble de phénomènes
qui appartiennent à l'asphyxie, il en est quelques-uns dont il est plus difficile de se rendre
compte, surtout d'après les propriétés attri-
buées au sang veineux ; ces phénomènes sont
l'intégrité des facultés intellectuelles qui s'observait chez presque tous les malades jusqu'aux
derniers instans de leur existence, et l'énergie
des mouvemens musculaires.

La contractilité musculaire, ou plutôt l'irritabilité, serait-elle moins dépendante des quali-
tés du sang qu'on le pense ordinairement, celui-ci, toutefois, n'étant point chargé de principes délétères ? ou, pour parler d'une manière plus précise, le sang veineux tout en
n'excitant plus la fibre, n'aurait-il point sur
l'irritabilité cette propriété stupéfiante qu'on
lui attribue ? Voilà des questions que nous ne
discuterons point ici, nous bornant à signaler
des faits qui ne nous paraissent pas sans quel-

que intérêt pour la physiologie. Il arrive quelquefois en effet que cette irritabilité persiste à un tel degré, que ses effets sont manifestes, même lorsque la vie paraît entièrement éteinte. Nous n'avons jamais remarqué de mouvemens des membres chez les individus qui venaient de succomber au choléra, comme quelques médecins disent en avoir observé, mais nous avons vu très distinctement des mouvemens fibrillaires, parfaitement semblables à ceux qu'on observe dans les muscles, lorsque mis à nu, pendant la vie, ils sont soumis soit à la simple irritation déterminée par le contact de l'air, soit à l'action de quelque autre agent chimique ou mécanique. On peut donc encore présenter comme un des phénomènes dignes de remarque, qu'on a pu observer dans le choléra-morbus épidémique, la persistance de la contractilité musculaire, quand tout portait rationnellement à croire qu'elle devait être anéantie.

# CONCLUSIONS.

Nous avons décrit la maladie, comme elle s'est présentée à nous ; nous avons émis notre opinion non sur la nature du mal, mais sur les systèmes qui nous en ont paru primitivement et secondairement atteints. On trouvera sans doute étrange que notre manière de voir ne soit étayée sur aucun fait d'anatomie pathologique. Parmi les observations que nous avons rapportées, plusieurs ont pour sujets des individus qui ont succombé. On pourra donc regarder ces observations comme incomplètes, puisqu'elles ne sont point suivies des autopsies. A cela nous répondrons que, d'une part, il n'était pas possible de faire l'autopsie des individus qui succombaient dans leur domicile, et au milieu de leurs parens ; que, d'une autre part, il n'était pas plus possible de se livrer à aucune investigation anatomique sur les cadavres de ceux qui succombaient à l'ambulance, parce

que c'eût été transformer cet asyle en un
lieu de terreur, et lui ôter ainsi les avantages
qu'il pouvait présenter alors.

Bien qu'il nous ait été impossible de faire
des ouvertures de cadavres, nous n'avons cependant pas cru qu'il nous fût interdit de rap-
porter ce que nous avions observé, et d'é-
mettre les idées que nos observations avaient
pu nous suggérer. Nous avons pris,
comme d'ailleurs on peut le voir, pour
point de départ des troubles survenus dans
des fonctions dont les organes sont connus; nous avons donc cru pouvoir émettre
notre opinion sur le siège du mal, sans prétendre, nous le répétons ici, rien décider
quant à la nature de ce dernier. Il en est
pour nous, sous ce dernier rapport, du
choléra - morbus comme de la plupart des
maladies, et bien que les exemples n'aient
point manqué, il n'en est cependant rien
résulté de satisfaisant pour la science.

Pendant la première invasion du choléra-
morbus, le temps était sec, le vent d'Est souf-
flait continuellement; on n'a pas manqué de

signaler comme cause cette disposition at-
mosphérique. Cependant le vent a changé,
des pluies sont survenues, et non-seulement
la maladie a continué ses ravages, mais
même après avoir paru s'éteindre, on l'a vue
reparaître avec une nouvelle intensité.

On a dit aussi que le choléra-morbus sévissait principalement contre les localités basses
et humides, contre les professions les plus malsaines et contre les individus vivant misérablement; quelque probable que puisse pa-
raître cette assertion au premier aperçu, nous
trouvons cependant assez de raisons pour
la renverser, dans le petit nombre de faits que
nous avons observés. Des deux communes
dans lesquelles nous avons puisé nos observations, la partie de Charenton, désignée sous le
nom des Carrières, a présenté le plus grand
nombre de malades et partant de décès;
ainsi, nous voyons que la proportion de ces
derniers à la population est de $\frac{1}{28}$ à peu
près; à Conflans, petit hameau situé dans
une position avantageuse, où les conditions individuelles sont tout autres qu'aux

Carrières, $\frac{1}{20}$ a succombé. A Charenton-le-
Pont, qui, bien que rassemblant moins de
conditions locales et individuelles d'insalubrité que les Carrières, laisse cependant beaucoup à désirer, $\frac{1}{82}$ seulement a péri. Enfin
à Saint-Maurice $\frac{1}{111}$ environ de la population, c'est-à-dire neuf individus seulement
ont succombé ; sur ce nombre sept habitaient
la commune, deux résidaient dans la maison
royale de Charenton ; l'un était pensionnaire,
l'autre était portier. Le premier, ainsi que
nous l'avons fait observer, n'était dans aucune
des conditions présentées comme favorables
au développement de la maladie, et parmi
les aliénés hommes et femmes qui habitaient
les quartiers les plus malsains de l'établissement, et qu'il était impossible d'astreindre
aux mesures hygiéniques, indiquées comme
préservatives, on n'a observé aucun cas de
choléra-morbus épidémique confirmé.

Parlera-t-on maintenant du traitement,
que peut-on dire de positif sous ce rapport?
Quelle méthode de traitement est restée?
Quel moyen évidemment efficace a-t-on dé-

couvert? Bien que nous n'ayons rassemblé ici qu'un petit nombre de faits, ils suffisent cependant pour faire voir que le choléra a guéri, sous l'influence des traitemens les plus opposés, et, que de toutes les méthodes les plus vantées, il n'en est aucune qu'on puisse, avec raison, regarder comme plus efficace que les autres.

Si donc on excepte le diagnostic du choléra-morbus épidémique sur lequel y a des données assez claires, et le souvenir des victimes que cette maladie a faites, on peut dire que, sur tout le reste, elle ne nous a rien laissé de positif, et que si elle reparaissait, elle ne nous trouverait pas moins embarrassés qu'en 1832.

FIN.

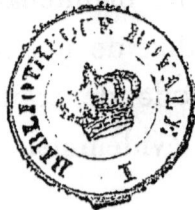

# TABLE.

DE L'IMP D'A. PIHAN DE LA FOREST,
Rue des Noyers, nᵒ 37.

www.ingramcontent.com/pod-product-compliance
Lightning Source LLC
Chambersburg PA
CBHW071157200326
41519CB00018B/5257